FASTEN

LAURA JUNGE · SARAH SCHOCKE

FASTEN FASTEN FASTEN

5 Level.
Deine Spielregeln.
Drücke START

Inhalt

Start

Ich erinnere mich gut an meine eigene Skepsis gegenüber Fasten, Ernährungsumstellung, Veränderung. Und doch kam ich irgendwann zu diesem Thema. Es war nicht geplant. Mein Umfeld fand Fasten erstmal eher komisch – eingestaubt, uncool, überflüssig. Aber es war genau das, was mir geholfen hat, neue Wege zu gehen. Zusammen mit einer veränderten Ernährung hat es mir eine Richtung gezeigt, die ich heute bewusst gehe. Und ich habe mich mit jeder Zelle meines Körpers darauf eingelassen.

Heute nutze ich das Fasten wie einen Anker, um bei mir anzukommen, meine Selbstwirksamkeit zu spüren und mit neuer Klarheit durchzustarten. Ich bin damals durch zwei sehr wichtige Menschen auf das Fasten und das Thema Ernährung aufmerksam geworden.
Ihnen gilt mein lebenslanger Dank.

Meine erste Fastenzeit begann aus Verzweiflung.
Meine Haut war mein größter Schmerz.
Äußerlich und innerlich.

Noch heute merke ich: Wenn ich nicht gut auf mich achte, mich überfordere oder ungesund esse, dann meldet sich die Neurodermitis zurück. Das ist mein persönlicher Warnhinweis, denn mein Körper zeigt mir, wenn meine Balance kippt.

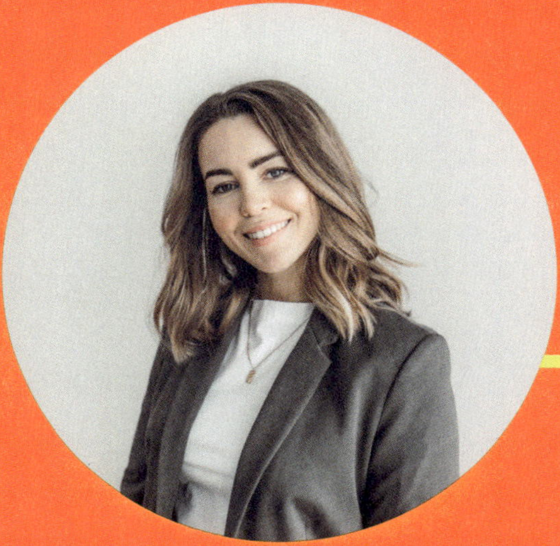

Vielleicht stehst auch du an so einem Punkt. Dann frag dich: Was wäre, wenn genau jetzt der Moment ist, etwas anders zu machen?

Fasten war für mich ein wertvoller Impuls auf dem Weg zu mehr Wohlbefinden. Diese Erfahrung möchte ich auch dir ans Herz legen. Ohne Versprechen, aber mit echtem Potenzial.

Es ist keine leichte Reise, aber eine lohnenswerte. Du bekommst ein Werkzeug an die Hand, mit dem du dir selbst auf neue Weise begegnen kannst. Und ja, Fasten bedeutet nicht einfach nichts essen. Es ist ein Prozess. Ein Abenteuer. Eine Einladung.

»Du kannst nicht in derselben Umgebung gesund werden, in der du krank geworden bist.«

Diesen Satz wirst du nicht mehr vergessen. Genauso wenig wie das Gefühl, wenn du dir selbst wieder ein Stück näherkommst.

Wer kann schon ein Leben lang bei all den stressigen Dingen, die passieren, zwischen Wut und Trauer, auf und ab, seinen gesunden und nachhaltigen Lebensstil behalten? Ich kann es nicht. Daher nutze ich das Heilfasten als eine Art Reset, um wieder ganz bei mir anzukommen, meine innere Ärztin zu aktivieren und dann wieder voll motiviert durchstarten zu können. Dieses Tool möchte ich dir mit diesem Buch weitergeben. Ob du anschließend mit einem »sugarfree Monday« weitermachst oder einen Scheinfastentag pro Woche einlegst, bleibt dir überlassen.

Ich schreibe dieses Buch nicht als perfekte Expertin. Ich schreibe es für dich, damit du dich Schritt für Schritt durch verschiedene Fasten-Level tasten kannst. Genau so ist auch dieses Buch aufgebaut: Du kannst auf deinem Level einsteigen. Ganz ohne Druck, ganz in deinem Tempo. Als leidenschaftliche Gamerin war es mir ein Herzensanliegen, Fasten und die persönliche Entwicklung spielerisch zu verbinden.

Und ganz ehrlich: Ich hätte nie gedacht, dass ich mal ein Buch schreibe. Und ohne euch – und somit dich – wäre dieser Schatz in deinen Händen wahrscheinlich noch heute nur ein Traum.

Danke an meine Social-Media-Community, an meinen Partner, meine Familie, meine Freunde und besonders an Sarah. Ohne euch wäre all das nicht möglich gewesen.

Ich habe oft angesetzt, die ersten Zeilen zu schreiben und genauso oft gelöscht. Aber ich weiß, dass ich mit meiner Geschichte nicht alleine bin. Vielleicht erkennst du dich in meinen Worten wieder. Vielleicht suchst du gerade selbst einen Anker. Dann ist dieses Buch genau für dich.

Starten wir rein. Dein Weg. Dein Reset. Press start.

Wie du mit dem Buch arbeitest

Dieses Buch funktioniert wie ein Spiel: fünf Level, fünf Chancen, dich neu zu erleben. Jedes Level ist eine neue Challenge, eine andere Erfahrung. Du kannst sie einzeln spielen oder der Reihe nach durchlaufen. Von einer Woche ohne Alkohol bis hin zum vollen Heilfasten-Reset.
Level 5 ist das Herzstück: Heilfasten. Und das ist mehr als »nur ein paar Tage nichts essen«.

Das besondere Trio besteht aus

→ 5.1 – den Entlastungstagen (Vorbereitung)
→ 5.2 – den Heilfastentagen (Fasten)
→ 5.3 – den Aufbautagen (Nachbereitung)

Sie greifen ineinander und sorgen für die bestmögliche Erfahrung.

Wo geht's los?

Wo du startest, ist deine Entscheidung. Du kannst dir das Level auswählen, das gerade nach dir ruft, so wie es zu deinem Alltag passt. Oder du spielst sie nacheinander durch, sieben Wochen lang, jede Woche ein neues Kapitel, jede Woche ein bisschen mehr Tiefe und Selbstverbindung. Mit wachsender Selbstwirksamkeit und dem Gefühl: Ich mach das für mich.
Die Level Zucker, Alkohol und Fleisch sind offen gestaltet, das heißt du entscheidest, wie lange du sie spielst. Kein Dogma, kein Druck. Nur du und dein Körper. Beim Heilfasten-Trio ist es wichtig, dass du als Beginner die empfohlene Dauer von 7 Tagen Heilfasten einhältst. Die Vorbereitung und Nachbereitung können gerne von dir ausgedehnt werden. Das Level Scheinfasten dauert 1 Woche. Du kannst es mehrmals im Jahr spielen.
Dieses Buch ist dein Game. Von einfach bis herausfordernd. Mit jeder Woche wächst du. Kein Perfektionismus, sondern Progress. Weil Fasten kein Verzicht, sondern dein Gewinn ist.

Press Play

Wenn du jetzt wissen willst, wie du besser Nein zu anderen und öfter Ja zu dir selbst sagst, bist du hier richtig. Wenn du dich fragst, warum dein WLAN stabiler ist als deine Verbindung zu dir selbst – let's fix that. Was passiert eigentlich mit deinem Körper, wenn du mal ein paar Tage nichts isst? Und muss man wirklich auf Kaffee verzichten und Einläufe machen? Du wirst es herausfinden.

Fasten ist mehr als nichts essen

Fasten klingt oft erstmal nach Esoterik oder »einfach aufhören zu essen«. Aber was viele nicht wissen: Dahinter steckt mehr Methodik und mehr und mehr Wissenschaft. Dieses Buch soll altes Praxiswissen mit aktuellen Erkenntnissen verbinden. Fasten ist für mich eine Art Systemupdate: Der Körper räumt auf, der Kopf wird klarer. Nicht immer sofort spürbar, aber langfristig fühlbar. Danach läuft dein System wieder flüssiger. Bis das nächste Update fällig ist.

Die Ärztegesellschaft für Heilfasten und Ernährung e.V. definiert Fasten als den freiwilligen Verzicht auf feste Nahrung und Genussmittel für eine begrenzte Zeit.
Das Besondere am Fasten? Es wirkt auf mehreren Ebenen gleichzeitig. Neben dem körperlichen Reset passiert auch mental richtig was. Eine Art Zellputz für Körper, Geist und Routinen. Wenn du regelmäßig deine Apps auf deinem Smartphone updatest, wieso dann nicht auch deinen Körper? ;-)

Evolution sei Dank: Fasten steckt in dir

Fasten ist übrigens evolutionär in uns angelegt. Früher mussten wir ohne Supermarkt überleben. Der Körper hat gelernt für eine begrenzte Zeit, Energie clever aus Reserven zu ziehen. Und das funktioniert auch heute noch.
Das Fasten hat weltweit aber auch eine kulturelle und religiöse Tradition: Im Judentum der Yom Kippur, im Islam der Monat Ramadan, in der Bahá'í-Religion das dreiwöchige Intervallfasten oder die christliche Fastenzeit vor Ostern.

Achtung, Wiederholungstäter:in!

Wenn du einmal erlebt hast, was Fasten auslösen kann, bleibt es oft nicht bei einem Mal. Weil es auf so vielen Ebenen wirkt: körperlich, mental, emotional. Es bringt Fokus, Energie und manchmal den Mut, etwas Neues zu starten.

Bitte nicht Fasten bei oder während:

- **Schwangerschaft und Stillzeit**
- **Starkem Untergewicht, Essstörungen, Magersucht**
- **Fortgeschrittenem Krebsleiden**
- **Mangel- und Fehlernährung**
- **Fortgeschrittene Leber- oder Nierenkrankheit**
- **Neurosen und Psychosen**
- **Kindheit**

LEVEL 1

Ab jetzt bin ich hemmungslos nüchtern

Prio 1: dein Körper, weg mit dem Alkohol

Ein Gläschen Wein zum Abendessen, ein Bier mit Freunden – für viele gehört das einfach dazu. Doch Fakt ist: Alkohol ist ein Zellgift, das dein Körper möglichst schnell wieder loswerden will. Dabei bringt Alkohol so einiges im Stoffwechsel durcheinander und das leider nicht immer zu deinem Vorteil. Alkoholfasten, also eine bewusste Auszeit von Wein, Bier & Co. gönnt deinem Körper eine Pause. Und die nutzt er, um aufzuräumen, durchzuatmen und wieder richtig in den Entspannungsmodus zu kommen.

Alkohol als VIP? Leider ja. Sobald du Alkohol trinkst, geht's direkt los: Er wird über Magen und Darm ins Blut aufgenommen und zur Leber, deiner körpereigenen Entgiftungszentrale, geschickt. Dort heißt es: Alles sofort stehen und liegen lassen. Jetzt ist Alkohol dran! Denn der Abbau von Alkohol hat oberste Priorität. Andere Prozesse wie Fettverbrennung oder Zuckerstoffwechsel? Werden erstmal ausgebremst. Solange Alkohol im Spiel ist, läuft der Rest im Sparmodus.

BYE-BYE ALKOHOL

So wird dein Körper ihn wieder los

Dein Körper hat ordentlich zu tun, wenn du Alkohol getrunken hast. In der Leber wird er zuerst von einem Enzym (Alkoholdehydrogenase) in Acetaldehyd, einen hochgiftigen Stoff, verwandelt. Aber keine Sorge: Ein weiteres Enzym macht daraus Essigsäure, und die wird schließlich zu Wasser und Kohlendioxid abgebaut. Klingt simpel, dauert aber! Denn dieser Detox-Prozess frisst Zeit und Energie.

Mehr Alkohol im Blut heißt weniger Power im Kopf. Und: Dein ganzer Körper ist gefordert, denn Alkohol ist und bleibt eine Belastung. Der Abbau dauert Stunden und passiert fast ausschließlich über die Leber. Nur ein kleiner Teil wird über Atem, Haut oder Harn ausgeschieden. Du willst grob wissen, wie viel du intus hast? Dann hilft dir diese Faustformel für eine sehr grobe Einschätzung:

Männer:
Getrunkener Alkohol (Gramm) :
Körpergewicht (Kilogramm) x 0,7

Frauen:
Getrunkener Alkohol (Gramm) :
Körpergewicht (Kilogramm) x 0,6

Und sonst so?

Fettverbrennung? Läuft nicht

Normalerweise nutzt dein Körper Fett als Energiequelle. Doch sobald Alkohol im Spiel ist, heißt es »Pause«. Der Fettstoffwechsel wird gestoppt, weil die Leber in erster Linie mit dem Alkoholabbau zu tun hat. Die Folge: Dein Körper lagert lieber Fett ein, statt es zu verbrennen. Schlechter Deal, oder?

Weniger Risiko, mehr Gesundheit

Der Verzicht auf Alkohol senkt nachweislich das Risiko für Herz-Kreislauf-Erkrankungen und Krebsarten wie Brust- oder Darmkrebs. Deine Gesundheit profitiert langfristig.

Zuckerchaos inklusive

Auch dein Blutzucker kommt ins Straucheln, wenn Alkohol im Spiel ist. Während die Leber mit dem Alkoholabbau beschäftigt ist, bleibt weniger Kapazität, um den Zuckerhaushalt zu steuern. Die Folge: Dein Blutzuckerspiegel kann Achterbahn fahren, und das sorgt nicht selten für Heißhungerattacken.

Recovery? Wird vertagt

Nach dem Sport will dein Körper nur eins: regenerieren, Muskeln aufbauen, Speicher auffüllen. Wenn Alkohol dazwischenfunkt, wird aber genau das ausgebremst. Die Leber hat dann Wichtigeres zu tun – sie muss entgiften. Und so läuft die Erholung nur noch auf Sparflamme.

Money, Baby

Alkohol geht ins Geld und das nicht zu knapp. Ein Aperol Spritz oder zwei hausgemachte Limos? Dein Portemonnaie rechnet mit. Wer öfter mal ein Gläschen weglässt, spart locker was für gute Food-Choices, Sport oder Selfcare. Plus: Dein Körper profitiert gleich mit. Win-win!

Stabile Stimmung

Klar, Alkohol kann kurzfristig entspannen, aber auf Dauer bringt er deine Stimmung eher aus dem Takt. Ohne Alkohol fühlst du dich oft stabiler, gelassener und emotional ausgeglichener. Statt Achterbahn im Kopf gibt's innere Ruhe und mehr Gelassenheit im Alltag.

Warum Zero Liq?

Mehr Energie, mehr Fokus. Ohne Alkohol schläfst du tiefer und erholsamer. Du wachst morgens klarer und energiegeladener auf und bist tagsüber konzentrierter.

Cheers? Nicht für deinen Körper

0,2–0,5 Promille

Entspricht etwa ein bis zwei Bier, einem kleinen Glas Wein oder einem halben Cocktail. Die Blutgefäße weiten sich, dir wird warm, deine Atmung wird schneller und deine Sinne werden getrübt. Du wirst hungrig.

0,5–1 Promille

Entspricht etwa ein bis zwei Maß Bier, einem Glas Wein oder einem Cocktail.
Deine Stimmung verändert sich. Aufgekratzt oder traurig? Beides verstärkt sich. Situationen werden falsch eingeschätzt.

1–2 Promille

Entspricht etwa drei Gläsern Wein oder zwei Cocktails.
Deine Wangen röten sich. Deine Wahrnehmung ist getrübt. Der Alkohol schlägt auf den Magen. Übelkeit und Brechreiz können auftreten.

2–3 Promille

Entspricht etwa vier bis fünf Cocktails oder einer bis anderthalb Flaschen Wein.
Du befindest dich im Vollrausch. Deine Sinne sind betäubt, deine Orientierung und deine Körperkontrolle setzen aus.

Über 3 Promille

Entspricht etwa zwei Flaschen Wein.
Diese Alkoholmenge ist sehr gefährlich für dich und deinen Körper. Deine Gehirnaktivität ist beeinträchtigt. Atmung und Puls werden langsam. Es kann dazu kommen, dass du das Bewusstsein verlierst oder einen Herzstillstand erleidest.

Selbsteinschätzung – wie wirkt Alkohol bei mir?

Was Alkohol im Durchschnitt macht, ist das eine. Aber wie du ganz persönlich darauf reagierst, ist dagegen etwas ganz anderes. Spüre in dich hinein und beantworte dir ehrlich diese Fragen. Keine Bewertung, nur Beobachtung.

Wie fühle ich mich nach einem Glas Sekt? Wie geht es meinem Puls? In welcher Stimmung bin ich?

Wie geht es mir nach zwei Cocktails oder vier Bier?

Was sind typische Situationen, in denen ich trinke – vielleicht sogar mehr, als ich wollte?

Welche Wirkung wünsche ich mir vom Alkohol?

Kann ich diese Wirkung auch anders bekommen?

»Neue gute Vorsätze? Brauche ich nicht. Die alten sind quasi wie neu.«

Gute Vorsätze – here to stay

Alle Jahre wieder kommt die Zeit der guten Vorsätze. Eigentlich eine gute Sache: eine Chance, etwas zum Besseren zu verändern. Doch oft kommt erst der Druck, dann die Frustphase und am Ende bleibt das Gefühl: Schon wieder nicht geschafft.

Aber hey: Mit ein paar cleveren Kniffen kannst du die Chancen deutlich erhöhen, dass es diesmal wirklich klappt. Schritt für Schritt, ohne Stress.

WOCHENINSPIRATION

01 Realistisch bleiben und konkret werden

»Gesünder leben« klingt nett, bringt dich aber nicht ins Machen. Setze dir lieber erreichbare, messbare Ziele wie: Dreimal pro Woche 30 Minuten spazieren gehen. Das fühlt sich machbar an und genau darum geht's.

02 Motivation statt Miesmacher

Setz' dir Ziele, die dich begeistern, und nicht solche, die nur mit Verzicht oder Druck verbunden sind. Frag dich lieber: Was tut mir gut? Was würde mein Leben leichter, schöner, besser machen? So entsteht echte Lust auf Veränderung.

03 In deiner Kraft bleiben

Nur wer auftankt, kann dranbleiben. Achte darauf, dich nicht zu überfordern. Pausen, Entspannung und kleine Auszeiten gehören dazu. Wenn du gut für dich sorgst, fällt es dir leichter, am Ball zu bleiben.

04 Step by Step statt All-in

Beginne klein und steigere dich langsam. Wenn du zu viel auf einmal willst, kann das überwältigend wirken. Konzentriere dich auf einen Schritt nach dem anderen, statt alles sofort ändern zu wollen.

05 Routinen aufbauen

Integriere kleine, aber regelmäßige Veränderungen in deinen Alltag, damit sie zu einer Gewohnheit werden. Beispiel: Starte den Tag mit einem Glas Wasser oder gehe täglich zehn Minuten spazieren.

06 Trust the Process

Veränderung braucht Zeit. Erwarte keine Wunder über Nacht. Gib dir Raum, Rückschritte inklusive. Jeder kleine Fortschritt zählt. Bleib dran, hab Geduld mit dir und feiere auch die Zwischenschritte.

Zero Liq: Das bringt's

Ob für einen Abend, einen Monat oder für immer: Immer mehr Menschen sagen bewusst »Nein« zum Alkohol und tauschen Kater gegen Klarheit – für mehr Gesundheit. Klingt gut? Ist es auch. Du fühlst dich fitter, klarer und ausgeglichener. Aber das ist längst nicht alles. Was ist noch inklusive, wenn du auf Alkohol verzichtest? Let's find out.

Schlaf: Upgrade

Ohne Alkohol schläfst du tiefer, ruhiger und wachst erholter auf. Denn: Alkohol stört den REM-Schlaf, genau den Teil, den dein Gehirn für Erholung und frische Ideen braucht. Wer verzichtet, gewinnt.

Deep Focus

Alkohol legt sich aufs zentrale Nervensystem und bremst deine mentale Power aus. Weniger Fokus, mehr Nebel im Kopf. Ohne Alkohol läuft dein Gehirn viel klarer, schneller und wacher.

No for glow!

Alkoholverzicht führt zu einer gesünderen Haut, da Alkohol die Haut dehydriert und Entzündungen begünstigt. Ohne Alkohol kann sich deine Haut besser regenerieren.

Fit & healthy

Alkoholverzicht ist ein echtes Level-up für deine Gesundheit: weniger Risiko für Herz-Kreislauf-Erkrankungen und verschiedene Krebsarten. Warum? Weil Alkohol deinen Blutdruck stresst und dein Immunsystem schwächt. Ohne ihn performt dein Körper einfach besser.

Wohlfühl-Balance finden

Kein Alkohol heißt kein Kater, keine Kopfschmerzen, keine Übelkeit, keine Schlappheit. Stattdessen fühlst du dich wacher, stabiler und insgesamt ausgeglichener. Du hast mehr Energie.

Love better

Studien zeigen, dass der Verzicht auf Alkohol zu authentischeren sozialen Interaktionen führt. Beziehungen zu anderen Menschen profitieren, wenn kein Pegel dazwischenfunkt.

Work out like a Pro

Kein Alkohol = bessere Performance. Deine Muskeln regenerieren schneller, dein Körper holt mehr aus dem Training raus. Wer verzichtet, trainiert smarter und erholt sich schneller.

Zero Liq: Die Drinks

Infused Water

Wasser mit Geschmack: mit Zitronenscheiben, Blaubeeren, Minze, Rosmarin, Zitronenmelisse, Himbeeren. Das bringt Farbe und Aroma ins Glas.

Saftschorlen

Es gibt richtig edle Säfte, teilweise sortenrein, die genauso wie ein guter Wein genossen werden dürfen: in kleinen Schlucken und ganz bewusst. Wer mag, gibt Wasser hinzu und trinkt eine Schorle.

Limonaden

Mittlerweile gibt es immer mehr besondere Limonaden. Hier lohnt sich eine kleine Entdeckungsreise.

Tee/Eistee

Tees können wunderbare Begleiter sein: zum Essen, zum Abend, zur Geselligkeit. Es gibt zahlreiche hochwertige Tees. Und im Sommer können gute Eistees für Erfrischung sorgen. Man kann sie auch ganz einfach selbst machen.

Shrubs

Früchte werden in Essig eingelegt, die Flüssigkeit wird abgeseiht und mit Zucker aufgekocht. Dieser fruchtige Sirup mit Essigsäure (Shrub) wird mit Wasser aufgegossen oder in Drinks eingesetzt.

Mocktails

Sie tun so, als ob (to mock), enthalten aber zero Alkohol. Ob als alkoholfreier Klassiker oder kreative Neuschöpfung – Mocktails bieten Geschmack ohne Promille. Aber Achtung: Für manche kann ein Mocktail Lust auf echten Alkohol auslösen. Wenn dich das triggert, greif lieber zu einem guten Saft.

Verjus

Dieser ursprünglich aus Frankreich stammende Saft wird aus grünen unreifen Trauben gewonnen, die vor der eigentlichen Ernte gelesen und zu Saft verarbeitet werden: frischfruchtig, säuerlich und ohne Alkohol.

MEIN ZERO-LIQ-PLAN

In dieser Woche gilt bei dir das Motto: Null Promille. Ab Tag eins hat Alkohol bei dir Körper-Hausverbot und das für die nächsten sieben Wochen. Damit dir das gut gelingt, ist hier dein Fahrplan:

Speisekammer-Scan

Gehe durch deine Küche und den Vorratsschrank und überprüfe, was du an Alkohol zu Hause hast. Das schließt auch den Keller, die Minibar oder Geheimvorräte ein.

Vorräte verstauen

Lagere alle alkoholischen Getränke, auf die du Zugriff hast, an einen schwer zugänglichen Ort, etwa im Keller oder in Schränken ganz oben und hinten – getreu dem Motto: aus den Augen, aus dem Sinn.

Offenes weggeben oder verbrauchen

Offene Flaschen oder Getränke, die nicht lange haltbar sind, kannst du verschenken oder entsorgen. Vorher noch schnell aufbrauchen ist keine gute Idee.

Versteckter Alkohol?

Alkohol findet sich auch in Produkten, in denen man ihn nicht erwartet: in Pralinen, Saucen, Essigen oder Suppen. Eierlikör im Dessert, Kirschwasser in Schwarzwälder Kirschtorte oder im Käsefondue. Überprüfe diese Lebensmittel und vermeide sie in den nächsten Wochen.

Alkoholfreie Alternativen bereitstellen

Fülle deinen Kühlschrank und Vorrat mit leckeren alkoholfreien Getränken, auf die du Lust hast. Entdecke neue Geschmackswelten, etwa durch Kräutertees, Infused Water oder Verjus (Saft aus unreifen Trauben).

Vermeide Versuchungen

Bereite dich mental auf Orte und Situationen vor, in denen Alkohol eine große Rolle spielt, oder gehe gar nicht erst hin. Im privaten Kreis: Bring doch einfach deine eigenen Zero-Liq-Drinks mit.

Ersetze alte Gewohnheiten

Wenn du gewohnt bist, abends ein Glas Wein zu trinken, überlege, was du stattdessen machen könntest: Entdecke ein neues Lieblingsgetränk ohne Alkohol, mache eine entspannende Meditation oder Yoga-Einheit oder höre einen Podcast.

Treffen alternativ gestalten

Wenn du dich üblicherweise mit deinen Freund:innen auf ein Glas Wein triffst, überlege was ihr stattdessen gemeinsam tun könnt: Sport, Yoga, Gesellschaftsspiel, Kochabend, gemeinsam Mocktails mixen.

Party Prep

Wenn dir Alkohol angeboten wird und du lehnst höflich ab, kommt oft die Frage »Warum?«. Mögliche Antworten: »Ich faste.« »Ich nehme Medikamente.« »Ich muss fahren.« Du entscheidest, ob Wahrheit oder Notlüge.

WOCHEN-CHECK 01

Bewerte die folgenden Bereiche deines Lebens am Ende der Woche. 1 ist dabei das niedrigste und 10 das größte Zufriedenheitsgefühl.

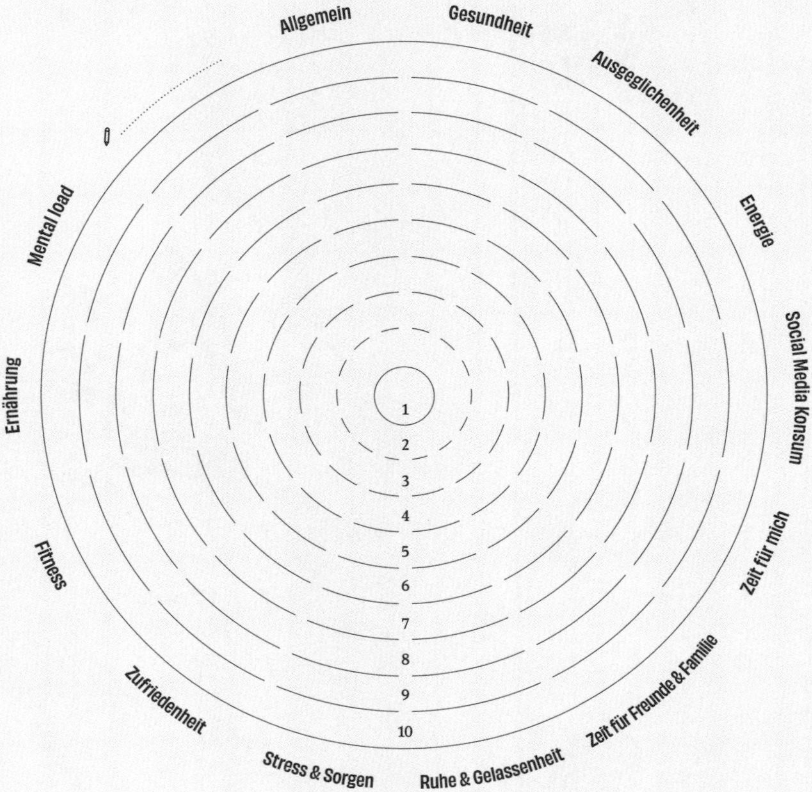

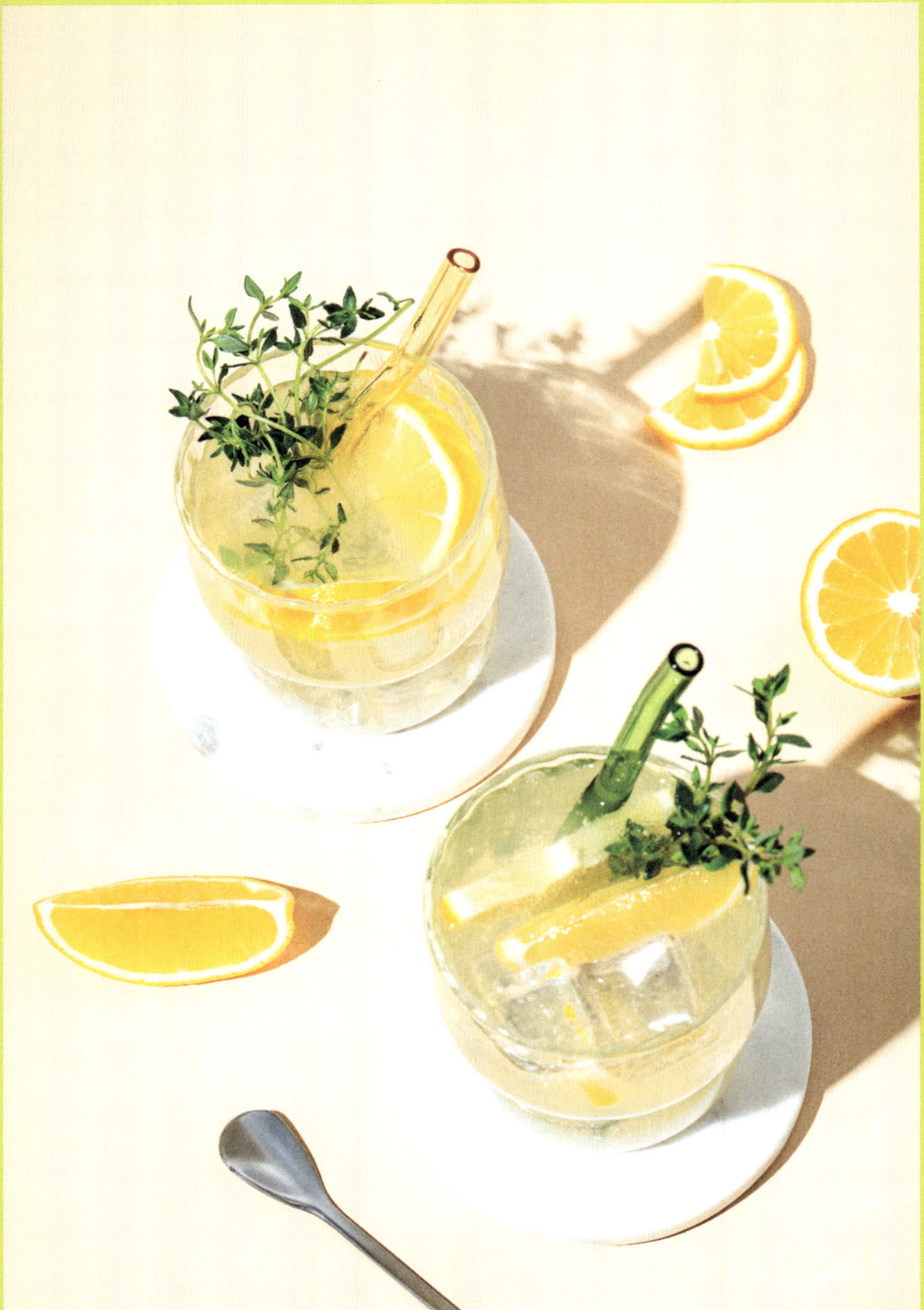

← Orangen-Ingwer-Drink mit Thymian

Für den Sirup (ca. 200 ml)

1–2 Bio-Saftorangen
1 Bio-Zitrone
1 kleines Stück Bio-Ingwer (ca. 2–3 cm)
100 g Zucker

Die Orangen und die Zitrone heiß abspülen. Die Schale der Zitrone mit einem Zestenreißer in Streifen ablösen. Die Früchte auspressen. Es sollte 250 ml Saft ergeben. Den Ingwer waschen und in Scheiben schneiden. Saft, Schale, Zucker und Ingwer in einen Topf geben. Einmal Aufkochen, dann den Herd ausstellen und 10 Minuten ziehen lassen.
Durch ein feines Sieb abseihen und in eine saubere Flasche füllen. Im Kühlschrank hält sich der Sirup ca. 2 Wochen.

Für den Drink (2 Gläser)

Eiswürfel
4 cl Ingwer-Orangen-Sirup
100 ml Bitter Lemon
(Variante: Ginger Ale)
Sodawasser
2 Bio-Orangenscheiben & frischer Thymian zur Deko

Eis in die Gläser geben, den Sirup einfüllen, Bitter Lemon oder Ginger Ale darübergeben und mit Sodawasser aufgießen. Mit Orangenscheibe und Thymianzweig garnieren.

Himbeer Tonic

Für 2 Gläser

10 Himbeeren
crushed Ice
2 cl Himbeeressig
1 cl Zuckersirup
300 ml Tonic Water
(je nach Geschmack)

Die Himbeeren säubern oder ggf. vorsichtig waschen. Die Gläser mit Eis füllen. Himbeeressig und Zuckersirup hineingeben.
Dann mit Tonic Water auffüllen und je 5 Himbeeren hineingeben.

Blutorangen Sour →

Für 2 Gläser

1 Bio-Zitrone
2 Stängel Rosmarin
Eiswürfel
240 ml Blutorangenlimonade
Sodawasser

Die Zitrone heiß abspülen, halbieren, eine Hälfte in dünne Scheiben schneiden, die andere auspressen.
Den Rosmarin kurz zwischen den Händen reiben, um die ätherischen Öle freizusetzen.
Die Gläser mit Eiswürfeln füllen, den Zitronensaft darübergeben und mit Blutorangenlimonade aufgießen.
Die Gläser mit Sodawasser auffüllen.
Je einen Rosmarinzweig und einige Zitronenscheiben als Deko ins Glas geben und servieren.

Sencha Eistee mit Zitrus

Für 2–3 Gläser

2 Grapefruits (alternativ 2 Zitronen)
10 g Sencha Grüntee
3–4 EL Zucker
2 Handvoll Eiswürfel

Die Grapefruits auspressen und den Saft auffangen.
Sencha mit 200 ml ca. 80 °C heißem Wasser überbrühen und ca. 1 Minute ziehen lassen. Über einem Sieb abgießen und Zucker im Tee auflösen.
Diesen zusammen mit dem Grapefruitsaft und den Eiswürfeln in ein hohes Gefäß oder eine Karaffe geben und gut verrühren. In den Kühlschrank stellen oder gleich genießen.
Die überbrühten Sencha-Blätter nicht wegwerfen, sie eignen sich für ein bis zwei weitere Aufgüsse. Dafür benötigst du wieder Zucker, Grapefruitsaft und Eiswürfel und wiederholst Schritt 1 und 2.

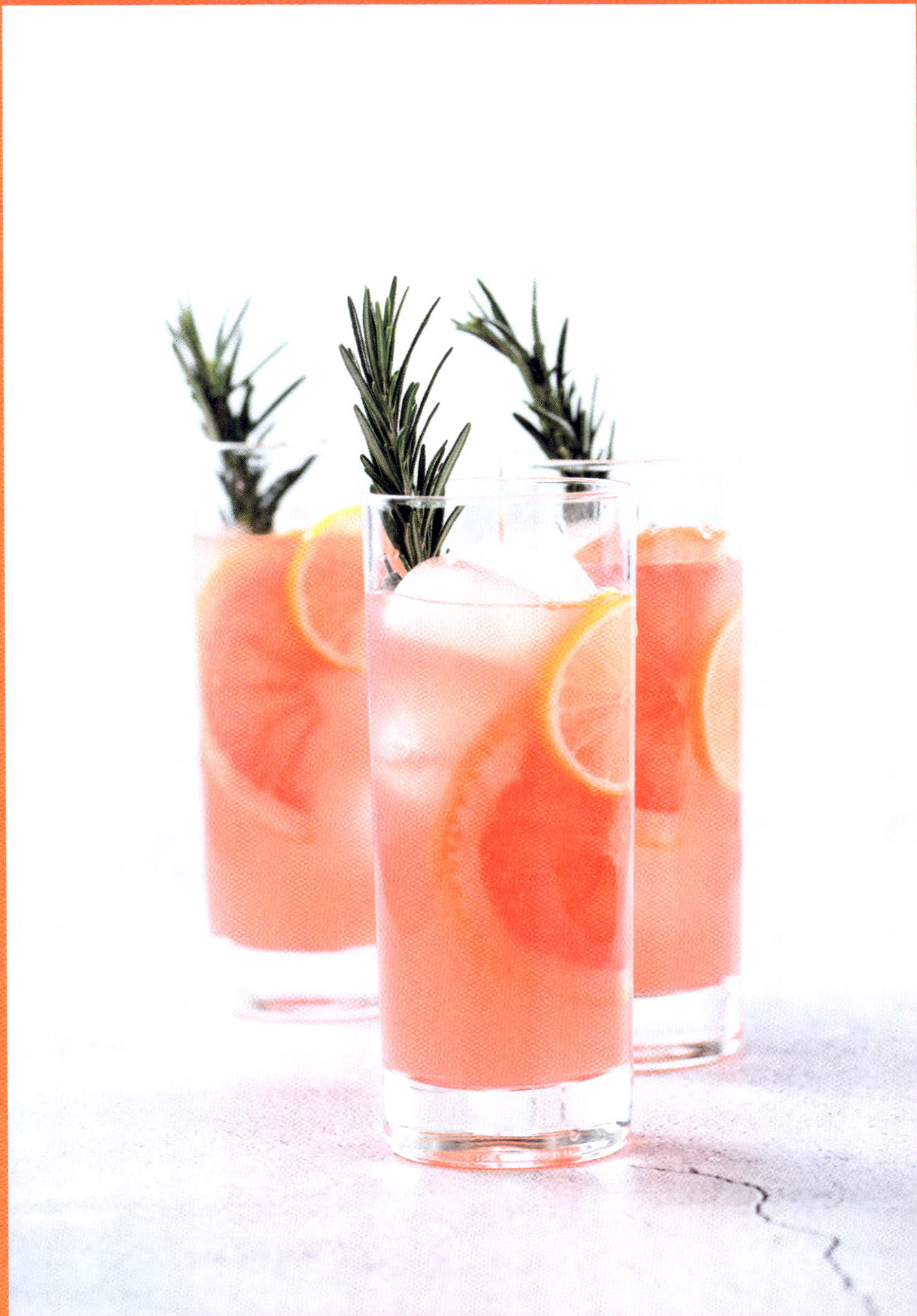

LEVEL 2

Ab heute mal Plan(t) B

Fleischfasten on. Currywurst wurde geblockt.

Du fastest, ohne es zu merken, wahrscheinlich sogar regelmäßig. Denn bei dieser Fastenart geht's nicht um kompletten Nahrungsverzicht, sondern um das bewusste Weglassen bestimmter Lebensmittel, die sich heimlich eingeschlichen haben: Fleisch, Wurst, Aufschnitt, Steaks & Co. für den Grill. Dinge, die »normal« sind, aber häufig nicht wirklich guttun.

Warum sich Fleischverzicht lohnt

Gesundheit, Umwelt, Tierwohl – drei starke Gründe, mal auf »Fleischpause« zu drücken. Rotes und verarbeitetes Fleisch ist mit einem erhöhten Risiko für Bluthochdruck, Herzinfarkt sowie Schlaganfall verbunden und steht im Verdacht, das Risiko für bestimmte Krebsarten zu erhöhen. Viele essen deutlich mehr, als der Körper braucht.

Für deinen Körper bedeutet weniger Fleisch oft ein echtes Upgrade: weniger Cholesterin, weniger gesättigte Fette, mehr Leichtigkeit. Die Umwelt bekommt ebenfalls Luft. Pflanzliche Lebensmittel benötigen deutlich weniger Wasser, Fläche und Energie. Du tust dir etwas Gutes und der Planet atmet auf.

»Aber ich brauch doch mein Eiweiß?!«

Good News: Du brauchst kein Steak, um stark zu sein. Dein Körper ist smarter, als du denkst. Hülsenfrüchte wie Linsen, Kichererbsen oder Bohnen sind echte Eiweiß-Stars und liefern dir, was du brauchst. Kombiniert mit Getreide oder Nüssen bekommst du alle Aminosäuren, und das ganz ohne Tier.

Soja punktet mit top Verwertbarkeit, aber auch Erbsen, Bohnen & Co. liefern ordentlich Power. Wer pflanzenbetont isst und ein bisschen mixt, etwa Hülsenfrüchte, Getreide, Nüsse, Quark, versorgt sich easy mit allem, was wichtig ist. Kein Zählen, kein Tracken. Ein bunter Teller reicht.

Fleisch off. Future on.

Tierhaltung verursacht enorme Mengen Treibhausgase. Rund 70 % der durch Lebensmittel verursachten Klimagase entstehen durch tierische Produkte. Fleisch schluckt zudem viel Wasser und Fläche, liefert im Vergleich aber nur wenig Nahrungsmittel, also Energie. Wer Fleisch pausiert, spart CO_2 sowie Ressourcen und macht mit jedem Bissen einen Unterschied. Fleischfasten heißt also: Klimaschutz mit Messer und Gabel.

Keine Nährstoff-Sorgen mehr.

Eisen: Clever kombiniert

Hafer, Hirse und getrocknete Aprikosen sind gute pflanzliche Eisenquellen. Mit Vitamin C, das beispielsweise in Paprika oder Brokkoli steckt, funktioniert die Aufnahme noch besser. Ein smarter Mix.

Zink: Für die Abwehr

Zink ist wichtig fürs Immunsystem, Wundheilung und Zellwachstum. Vollkorngetreide, Linsen, Haferflocken und Hartkäse machen deinen Speiseplan fit in Sachen Nährstoffe. Kombiniere die Lebensmittel gerne mit Orangen- oder Zitronensaft – das verbessert die Aufnahme.

Pflanzenpower: Ballaststoff-Bonus inklusive

Pflanzenbetonte Ernährung liefert dir Ballaststoffe, Folsäure, Kalium, Magnesium, sekundäre Pflanzenstoffe und jede Menge Vitamine. Und das Beste: Du snackst dich ganz nebenbei zur Top-Versorgung.

Jod: Winzig, aber wertvoll

Für eine gesunde Schilddrüse solltest du mit Jodsalz kochen. Nori-Algen als Snack sind gute Jod-Lieferanten.

Omega-3: Pflanzlich fürs Gehirn

Omega-3-Fettsäuren sind mehrfach ungesättigte Fettsäuren mit Bedeutung für das Gehirn, die Eindämmung von Entzündungen und den Schutz des Herz-Kreislauf-Systems. Leinsamen, Leinöl und Walnüsse liefern ALA – eine pflanzliche Vorstufe. Für die aktiven Formen DHA und EPA ist dein Körper auf die Umwandlung angewiesen, die jedoch nur begrenzt funktioniert. Hochwertiges Algenöl (oder Fischöl) liefert diese Fettsäuren dagegen direkt.

Selen: Nuss muss

Selen schützt deine Zellen. Schon ein bis zwei Paranüsse am Tag decken den Bedarf. Aber bitte nicht mehr, denn sie können Radium aus dem Boden aufnehmen. Also safety first und eine Nuss täglich snacken.

Kalzium: Nicht nur in Milch

Milchprodukte liefern Kalzium, besonders Hartkäse. Oder du greifst zu kalziumreichem Mineralwasser. Cheers auf starke Knochen und Zähne.

Leckere Veggie Vibes

01 Was esse ich stattdessen aufs Brot?

Hummus, Linsenaufstrich, Avocado, Räuchertofu, gebratene Pilze oder Nussmus. Dein Brot kommt auch ohne Wurst klar. Würzig, sättigend, abwechslungsreich – mach den Taste-Test!

02 Was grille ich?

Gemüsespieße, marinierter Tofu, Maiskolben, Halloumi oder Portobellopilze, Gemüsepäckchen mit Feta und Rosmarin. Mit guten Marinaden und Röstaromen kommt richtig was auf den Rost. Deftig geht auch ohne Fleisch.

03 Alltagstipps ohne Ersatzprodukte

Linsen, Bohnen, Tofu, Tempeh, Getreide & Gemüse: Du brauchst keine Fleischkopien, wenn du sie nicht magst. Würzen, rösten, kombinieren, so wird pflanzlich richtig lecker und alltagstauglich. Such doch mal nach deftigen, vegetarischen Rezepten.

04 Was tun gegen Heißhunger auf Deftiges?

Deftig geht auch vegetarisch: Käsespätzle mit Röstzwiebeln zum Beispiel. Zwiebeln scharf anbraten ist ohnehin eine gute Idee für Würze, aber auch gebratene Pilze, getrocknete Tomaten oder Parmesan bringen Wumms ans Gericht.

05 Wie ersetze ich Fleisch?

Fleischfrei geht heute einfach: Es gibt zig Alternativen für Wurst, Schnitzel & Co. – probier dich durch. Zutatenliste checken, denn nicht jede Alternative ist top. Oder: Skip den Ersatz und koch vegetarische Gerichte, die von vornherein als fleischlos geplant sind.

06 Was macht wirklich satt?

Sättigung kommt durch die Kombination von guten Fetten, Ballaststoffen und Eiweiß: Hülsenfrüchte, Vollkorn, Nüsse, Käse, Quark, Eier, gute Pflanzenöle & Gemüse liefern alles, was du brauchst, und halten dich lange satt.

07 Reicht das für Sport & Energie?

Yes! Pflanzliche Kost liefert Proteine, komplexe Carbs und gesunde Fette. Wichtig sind die Menge und Vielfalt – dann läuft der Laden, auch beim Workout.

Protein? Du bist safe auch ohne Fleisch

Ob mit Ei, Käse oder Kichererbse: Auch ohne Fleisch bist du bestens versorgt. Milchprodukte, Hülsenfrüchte, Nüsse & Co. liefern dir Eiweiß. Wichtig: Mix it up! Verschiedene Quellen sorgen für die beste Versorgung.

Satt ohne Steak

Pflanzliche Proteinquellen wie Linsen, Kichererbsen, Tofu, Tempeh, Lupinen oder Seitan bringen dir wertvolles Eiweiß plus Ballaststoffe. Das macht satt, stabilisiert den Blutzucker und tut der Verdauung gut.

Kombinieren lohnt sich

Pflanzliche Eiweiße werden besonders gut verwertet, wenn du sie gut kombinierst. Etwa Linsen mit Kartoffeln oder Reis mit Bohnen. So ergänzen sich die Aminosäuren (Eiweißbausteine) ideal und das Eiweiß kommt dem menschlichen Protein näher. Je näher, umso besser kann der Körper das über die Nahrung aufgenommene Protein verwerten und einbauen. Vielfalt macht's wertvoller!

Klassiker neu gedacht

Du musst nicht auf Lieblingsgerichte verzichten: In Bolognese passen Linsen, Dinkel, Tofu oder Sojagranulat, im Curry machen Kichererbsen, Tempeh oder Labneh (indischer Käse) satt. Ganz ohne Fleisch. Und aus Schnitzel mit Kartoffeln und Salat wird einfach Omelette mit Kartoffeln und Salat.

Schon immer veggie – ganz ohne Ersatz

Viele Gerichte waren immer schon gut – auch ohne Fleisch: leckere, italienische Caprese, der Klassiker Pasta all' Arrabbiata, Kartoffelgratin, Kürbisrisotto, Käseknödel oder Shakshuka. Einfach feiern, was eh schon vegetarisch ist.

Milch & Ei = Eiweiß-Push

In der vegetarischen Ernährung liefern Quark, Skyr, körniger Frischkäse, Mozzarella und Eier hochwertiges Eiweiß. Sie machen lange satt und lassen sich problemlos in viele Gerichte integrieren.

Pflanzlich kann auch deftig

Dir fehlen Umami und Biss? Kein Problem: Räuchertofu, angebratene Pilze, Hefeflocken, Misopaste, geröstete Zwiebeln oder Sojasauce bringen Tiefe und Herzhaftigkeit auf den Teller – ohne Fleisch, aber mit vollem Geschmack.

Mehr als nur Eiweiß

Viele pflanzliche Eiweißquellen wie Hülsenfrüchte oder Nüsse bringen noch mehr mit, als man denkt, unter anderem Ballaststoffe und sekundäre Pflanzenstoffe zum Schutz für unsere Gesundheit. Du versorgst dich also nicht nur mit Protein, sondern mit einem echten Rundum-Nährstoffpaket.

Fake Meat – kann das was?

DEINE FRAGEN ZU FLEISCHALTERNATIVEN KONKRET BEANTWORTET

Fleischfrei ist mehr als »nur Salat«. Immer mehr Menschen steigen auf Alternativen zum Fleisch auf dem Teller um. Sie tun dies aus gesundheitlichen, ethischen oder ökologischen Gründen. Doch gerade beim Thema Fleischersatz gibt's viele Fragen. Sind diese Produkte wirklich besser fürs Klima? Wie gesund sind sie? Und reicht das mit dem Eiweiß überhaupt?

Spoiler: Du brauchst keine Angst vor Mangel oder Einheitsbrei zu haben, aber ein Blick aufs Etikett lohnt sich. Hier bekommst du konkrete Antworten auf deine wichtigsten Fragen rund um Fleischalternativen.

»Sind Fleischalternativen wirklich besser fürs Klima?«

Klare Antwort: Yes! Laut Umweltbundesamt verursacht 1 kg Rindfleisch rund 13–30 kg CO_2-Äquivalente. Tofu liegt bei nur ca. 2 kg. Auch in Sachen Wasserverbrauch, Flächenbedarf und Methanemissionen schneiden pflanzliche Alternativen deutlich besser ab.
Je unverarbeiteter das Produkt, desto klimafreundlicher. Ein einfaches Linsencurry oder marinierter Tofu sind also ökologisch deutlich smarter als ein ultrarealistischer Burger-Klon.

»Sind Fleischersatzprodukte nicht hochverarbeitet und voller Zusatzstoffe?«

Es gibt solche Produkte, aber es sind längst nicht alle. Das Angebot hat sich weiterentwickelt und wächst rasant. Immer wieder neu ausprobieren lohnt sich.

Die erste Generation von Fleischersatzprodukten wollte Fleisch möglichst exakt imitieren. Mit Aromen, Zusatzstoffen und komplexen Zutatenlisten. Heute setzen viele Hersteller auf das Prinzip »Clean Label«: wenige, erkennbare Zutaten, mit weniger Salz und Zusatzstoffen. Tipp: Achte beim Einkauf auf Produkte mit Zutatenlisten, die du ohne Grübeln lesen kannst und keine überflüssigen Zusatzstoffe enthalten.

Expert Level: Selbstgemacht! Linsenbratlinge, Gemüse-Patties oder marinierter Naturtofu gehen einfach, schmecken super und du weißt genau, was drin ist.

Die Klassiker unter den Fleischalternativen

Lust auf Vertrautes? Die pflanzenbasierte Küche hat längst Antworten auf Schnitzel, Burger & Co. und zwar lecker. Klassiker wie Tofu, Tempeh und Seitan sind super vielseitig und liefern obendrauf wertvolles Eiweiß. **Tofu** und **Tempeh** werden traditionell aus Sojabohnen hergestellt. Tofu ist vom Geschmack her eher neutral, Tempeh nussig-fest und fermentiert. Mittlerweile gibt's aber auch Varianten aus Kichererbsen oder Lupinen, für alle, die Soja nicht mögen, vertragen oder mal was anderes probieren möchten. **Seitan** wird aus Weizeneiweiß (Gluten) hergestellt und überzeugt durch seinen fleischähnlichen Biss. Perfekt für Pfannengerichte, als Alternative in Hähnchen-Gerichten oder als vegane Bratstreifen. Auch **Veggie-Hack** auf Basis von **Sonnenblumen- oder Erbsenprotein** gewinnt an Beliebtheit. Einfach mit heißem Wasser übergießen, anbraten, würzen und fertig. Das Trockenprodukt lässt sich lange lagern und ist ideal für alle Arten von Hackfleisch-Gerichten. Wer vegetarisch unterwegs ist, findet in **Grill- und Ofenkäse** eine schnelle und genussvolle Option, die einfach zuzubereiten ist und mit ordentlich Sättigungsfaktor überzeugt.

»Ist da überhaupt genug Eiweiß drin?«

Auf jeden Fall! Vegetarische Produkte liefern richtig gut Protein:

- **100 g Seitan ≈ 22 g Protein**
- **100 g Mozzarella ≈ 19 g Protein**
- **100 g Tofu ≈ 16 g Protein**
- **100 g Magerquark ≈ 14 g Protein**
- **100 g körniger Frischkäse ≈ 13 g Protein**
- **Linsen, Kichererbsen, Bohnen bringen ebenfalls ordentlich Eiweiß mit.**

»Was sollte ich auf dem Etikett checken?«

Gute Frage – schnell beantwortet:

- **Proteinmenge pro 100 g: ideal sind mindestens 12 g**
- **Zutatenliste: kurz, verständlich, ohne Schnickschnack und Fremdwörter**
- **Zucker & Salz: je weniger, desto besser**
- **Bio-Siegel: oft ein gutes Zeichen für Qualität & weniger Zusatzstoffe**

Was modernes Pflanzenfleisch heute besser macht

Im Vergleich zu Fleischprodukten schneiden viele pflanzliche Alternativen mittlerweile richtig gut ab. Vor allem, wenn sie hochwertig produziert sind:

- Weniger Fett insgesamt
- Weniger gesättigte Fettsäuren
- Günstigeres Aminosäureprofil (besser für die Eiweißverwertung)
- Weniger Zusatzstoffe (vor allem bei Bio-Produkten)
- Ähnlicher Energie- & Zuckergehalt wie Fleisch, aber dafür oft mit mehr Ballaststoffen

Die neue Generation der Fleischalternativen will nicht mehr »so tun als ob«, sondern bewusst neue Wege gehen: nährstoffreich, nachhaltig, transparent.

Journaling trägt dich durchs Fasten

Du willst sehen, was sich bewegt? Journaling ist dein Spiegel, dein Ventil und dein Cheerleader. Es bringt Klarheit, Leichtigkeit und zeigt dir, wie weit du schon gekommen bist. Bonus: Dankbarkeit ändert deinen Blick aufs Heute.

»Ein Tagebuch ist ein Gespräch mit sich selbst.«

Marie von Ebner-Eschenbach

WOCHENINSPIRATION

01 Fortschritt sichtbar machen

Deine Reise ist mehr als ein leerer Magen. Notiere, was sich verändert. Körperlich, mental, emotional. Du wirst überrascht sein, was da alles passiert.

02 Good stuff sammeln

Schreib dir jeden Tag mindestens eine Sache auf, für die du dankbar bist. So lenkst du den Fokus auf das Gute, egal wie holprig der Tag war. Besonders schöne Momente kannst du so aufbewahren.

03 Muster erkennen

Wie hängt dein Schlaf mit deiner Stimmung zusammen? Was gibt dir Energie? Journaling zeigt dir, was dich stärkt und was du besser loslässt. Zusätzlich kannst du deine Trinkmenge und deine Bewegung tracken.

04 Krisen abladen

Fastentief? Schreib's raus. Gedanken, Frust, Unsicherheit? Wenn's raus aus dem Kopf und auf dem Papier ist, fühlt es sich oft schon leichter an.

05 Dich selbst feiern

Du bist drangeblieben? Rausgegangen, obwohl's schwerfiel? Notiere deine Mini-Siege: Sie sind Gold wert, gerade an schwierigen Tagen.

06 Erinnerungen sammeln

Fasten verändert dich. In einem Jahr liest du zurück und staunst, was sich alles getan hat und welche Fortschritte du erreicht hast.

Fleischreduktion als Upgrade

Wie lange du Fleischfasten möchtest, entscheidest du selbst: eine Woche, ein Monat, ein Jahr. Alles zählt. Vielleicht hast du neue Lieblingsgerichte entdeckt, vielleicht einfach bewusster gegessen. Hier kommen sieben Wege, wie du danach weitermachen kannst. Ohne Druck, aber mit gutem Gefühl.

Weiter wie bisher

Du hast deinen Flow gefunden und bleibst ganz oder überwiegend fleischfrei. Kein Verzichtsgefühl, sondern neue Routine.

Flexi statt Fix: Ich reduziere bewusst

Fleisch muss nicht mehr täglich auf den Tisch. Du isst, wenn du wirklich Lust hast und nicht aus Gewohnheit. Bewusster statt dogmatisch.

Ein bis zwei fleischfreie Tage pro Woche

Klingt nach dir? Montag = Veggie. Freitag = Linsentag. Kleine Routinen, große Wirkung.

Ich ersetze Lieblingsgerichte

Bolognese mit Linsen? Curry mit Kichererbsen? Du tauschst Fleisch gegen neue Zutaten ohne das Gefühl, etwas zu verlieren.

Wenn Fleisch, dann mit Haltung

Qualität schlägt Quantität. Du entscheidest dich bewusst für weniger, aber besseres Fleisch, z. B. bio, regional oder tierethisch für dich vertretbar.

Ausprobieren statt Einschränken

Du hast Lust, neue Dinge zu entdecken: Lupinen, Seitan, Tempeh, Halloumi, Ofengemüse mit Feta. Deine Küche wächst ganz automatisch.

Kein Dogma. Kein Stress

Du gehst deinen Weg. Es muss nicht perfekt sein, sondern zu dir passen. Jeder fleischfreie Tag zählt. Für dich und fürs Klima.

WOCHEN-CHECK 02

Bewerte die folgenden Bereiche deines Lebens am Ende der Woche. 1 ist dabei das niedrigste und 10 das größte Zufriedenheitsgefühl.

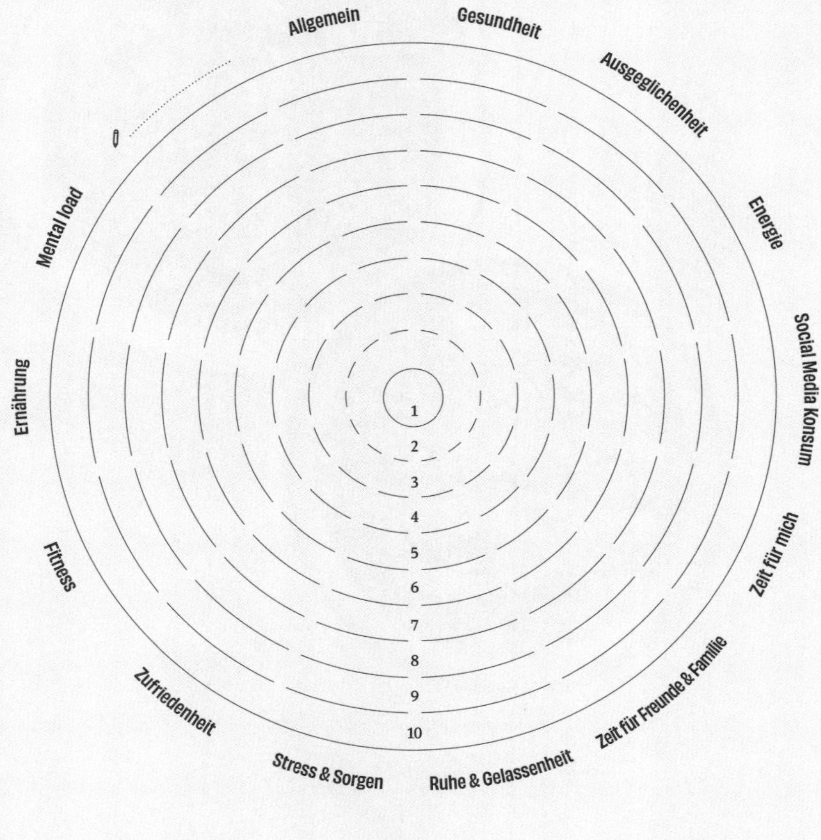

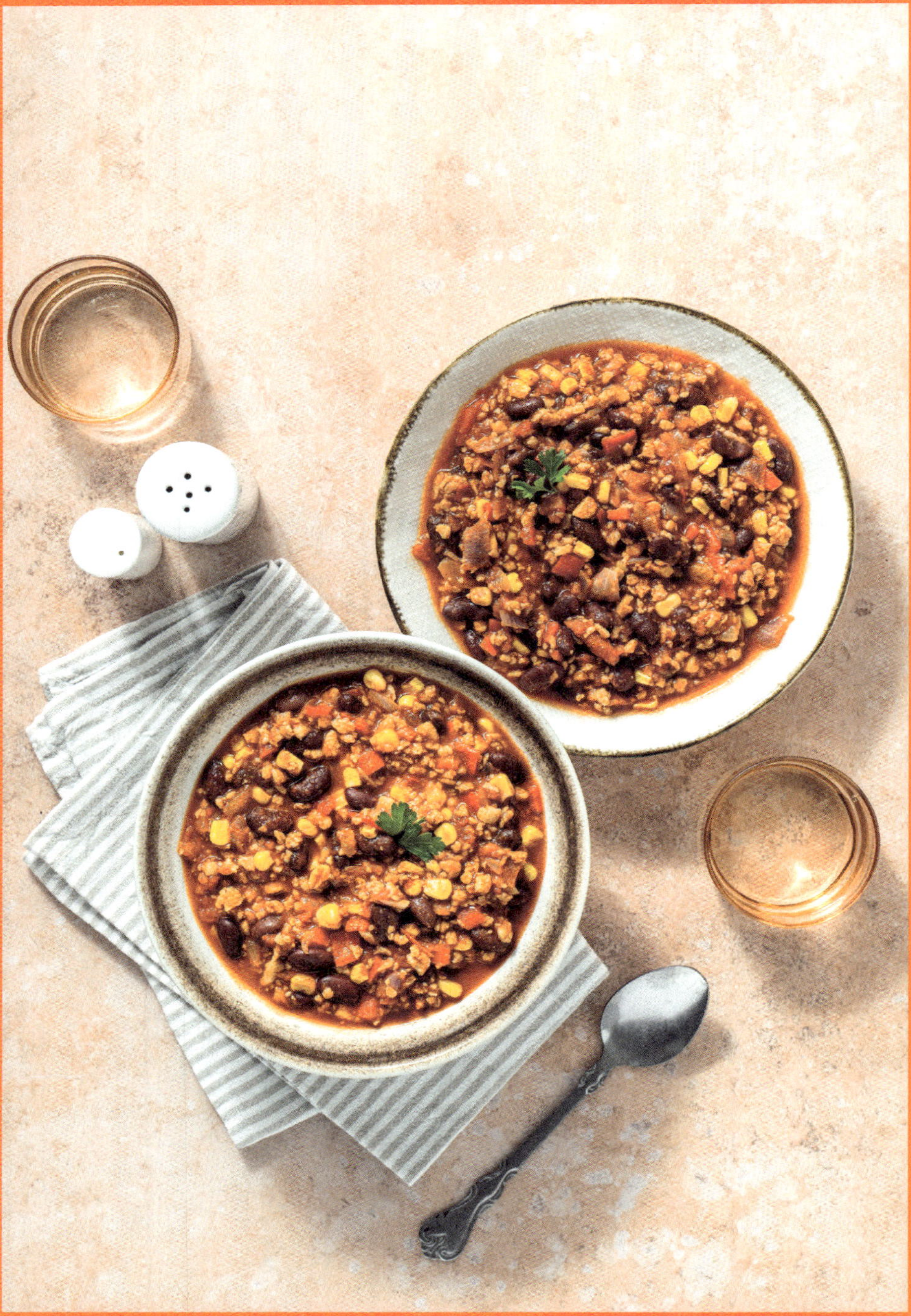

Chili sin carne

Für 2 Portionen

50 g feine Sojaschnetzel (alternativ Sonnenblumen- oder Erbsengranulat)
1 kleine Schalotte
1 rote Paprikaschote
1 Dose Kidneybohnen (Abtropfgewicht 240 g)
150 g Maiskörner (Konserve)
1 EL Olivenöl
1 Dose stückige Tomaten (400 g)
Salz
1 EL Kakaopulver (schwach entölt, ungezuckert)
1 Orange
1 Prise Zimtpulver
½ TL gemahlener Kreuzkümmel
2 Msp. Cayennepfeffer
8 Stängel frischer Koriander (alternativ glatte Petersilie)

Die Sojaschnetzel in eine Schüssel geben und mit reichlich kochendem Wasser übergießen. Die Schüssel mit einem Teller abdecken und rund 10 Minuten quellen lassen.

Inzwischen die Schalotte schälen und fein hacken. Die Paprika waschen, entkernen und in 1 cm große Stücke schneiden. Bohnen und Mais in ein Sieb abgießen, abspülen und abtropfen lassen. Die Sojaschnetzel nach Bedarf ebenfalls abgießen.

Das Öl in einer Pfanne erhitzen. Die Schalotte darin bei großer Hitze unter Rühren kurz anbraten, dann die Paprika zugeben und 1–2 Minuten braten. Die Sojaschnetzel zugeben und weitere 1–2 Minuten mitbraten. Die Tomaten, die Bohnen, den Mais, ½ TL Salz und den Kakao zugeben und alles bei kleiner Hitze einige Minuten offen köcheln lassen.

Die Orange auspressen, den Saft zusammen mit den Gewürzen in den Topf geben. Zugedeckt weitere 10–15 Minuten köcheln lassen.

Das Koriandergrün waschen, die Blättchen abzupfen und fein hacken. Das fertige Chili mit Salz und Cayennepfeffer abschmecken und mit dem Koriandergrün bestreut servieren. Dazu passt Reis.

Tipp:
Durchgezogen schmeckt das Chili noch besser. Also am besten schon am Vortag zubereiten.

Spaghetti mit Brokkoli und Mozzarella

Für 2 Portionen

350 g frischer Brokkoli
1 kleine rote Zwiebel
½ Bio-Zitrone
1 Packung Mini-Mozzarella (150 g Abtropfgewicht)
4 Stängel Basilikum
160 g Vollkornspaghetti
1 EL Öl zum Braten
1 EL Kürbiskernöl
schwarzer Pfeffer

Den Brokkoli putzen, in Röschen teilen und diese vierteln. Den Brokkolistrunk schälen und klein würfeln. Die Zwiebel schälen, halbieren und in feine Ringe schneiden. Die Zitrone heiß abwaschen, abtrocknen, die Schale fein abreiben und den Saft auspressen. Den Mozzarella abtropfen lassen und die Kugeln halbieren. Den Basilikum waschen, trocken schütteln, die Blättchen abzupfen und in Streifen schneiden.

Die Nudeln nach Packungsangabe kochen. Währenddessen die Sauce zubereiten. Dazu Öl in einer beschichteten Pfanne erhitzen, den Brokkoli (Röschen und Strunk) darin 3 Minuten unter Wenden scharf anbraten, die Zwiebel hinzugeben und für weitere 2 Minuten mitbraten, dann mit Saft und Schale der Zitrone ablöschen und mit Pfeffer abschmecken.

Die Nudeln in einem Sieb abgießen, zum Brokkoli in die Pfanne geben und gut mischen, dann auf zwei Teller verteilen, mit dem Kürbiskernöl beträufeln, Basilikum und die halbierten Mozzarellakugeln darüber verteilen und servieren.

Tipp:
Das Gericht kommt durch den schon gesalzenen Mozzarella komplett ohne zusätzliches Salz aus. Wer mag, kann natürlich sanft nachsalzen. Für den extra Protein-Kick noch Kürbiskerne in einer Pfanne ohne Fett rösten und drübergeben.

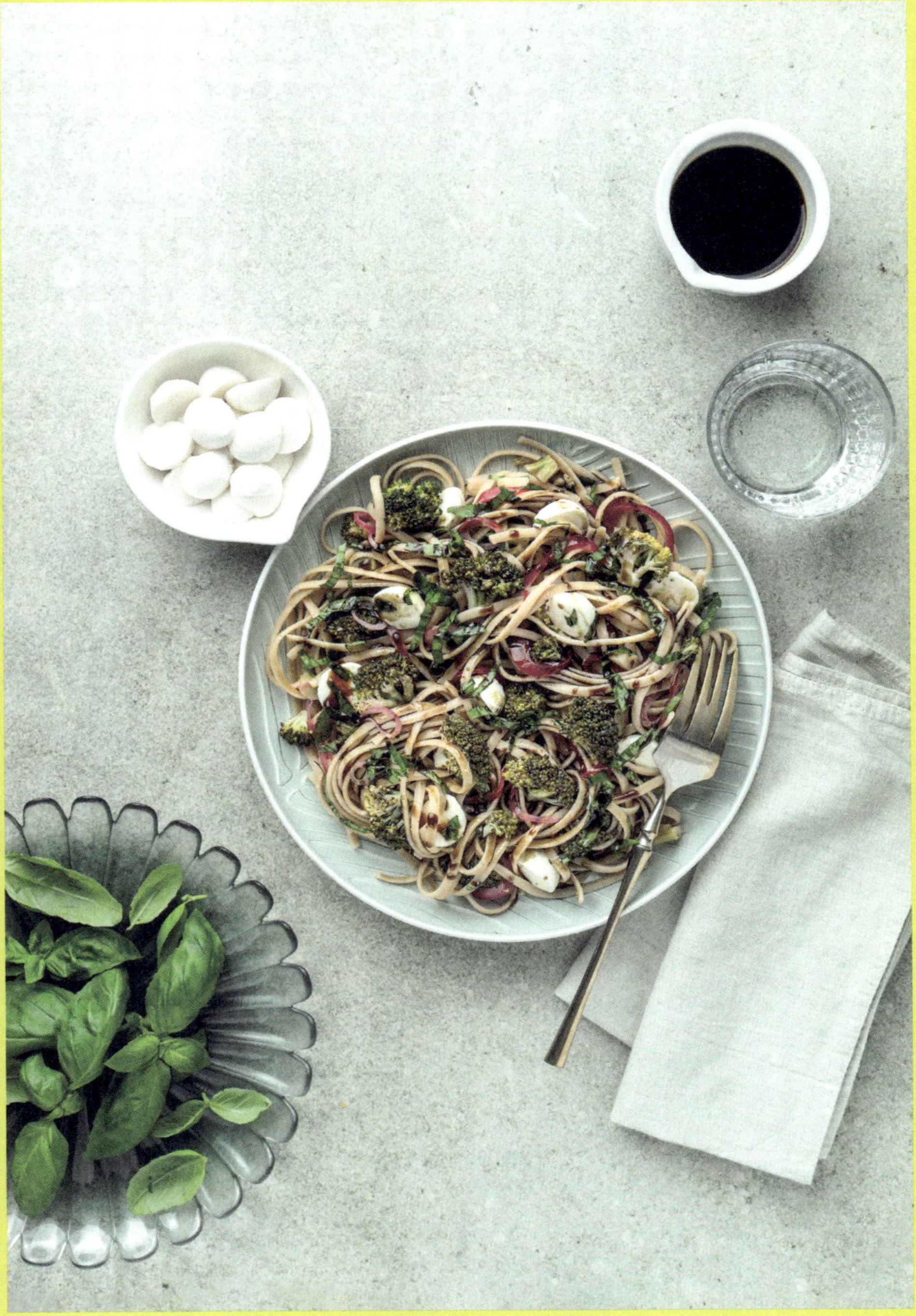

LEVEL 3

Unfollow Zucker

Warum tut es uns gut, mal auf Süßes zu verzichten?

Zucker ist nicht grundsätzlich schlecht. Unser Körper braucht Glukose (Traubenzucker) als Energiequelle. Doch das Problem beginnt dort, wo Süßes im Übermaß und in versteckter Form dazukommt: in Müslimischungen und -riegeln, Joghurts (Frucht, Nuss, Vanille ...), Getränken, Ketchup und Fertigsaucen. Das bleibt selten ohne Folgen für Stoffwechsel, Gewicht, Energielevel und die langfristige Gesundheit.

Zucker liefert Kalorien, aber kaum Nährstoffe. Außer dem süßen Geschmack bringt er ernährungsphysiologisch wenig mit. Wenn wir regelmäßig viele Kalorien, aber wenig Vitamine und Mineralstoffe aufnehmen, kann das auf Dauer zu Nährstoffmangel, Karies, Übergewicht und Folgeerkrankungen wie Diabetes oder Bluthochdruck führen.

Denn: Zu viel Zucker bringt das System aus dem Takt. Die Bauchspeicheldrüse läuft auf Hochtouren, der Blutzucker schießt hoch und rauscht kurz darauf wieder runter. Was dann passiert: Heißhunger, Müdigkeit, Konzentrationsprobleme. Und wer dauerhaft zu viel Zucker tankt, erhöht das Risiko für Übergewicht, Typ-2-Diabetes und Herz-Kreislauf-Erkrankungen.

So süß, so stressig. Was zu viel Zucker mit dir macht

Kurzzeitiger Energie-Kick, dann Crash

Heißhunger, Konzentrationsschwäche, Laune im Keller. Zucker sorgt für Blutzuckerspitzen und -abstürze.

Heißhunger statt Sättigung

Je mehr Zucker, desto größer die Lust auf mehr Zucker. Ein Teufelskreis!

Insulin im Dauereinsatz:

Zucker? Kein Problem. Dauerhaft zu viel Zucker? Irgendwann streikt der Körper. Die Zellen reagieren schlechter auf das Insulin – ein Risiko für Diabetes Typ 2.

Entzündungsfördernd & zellschädigend

Ständige Überzuckerung befeuert stille Entzündungen im Körper. Diese können richtig Ärger machen und zu gesundheitlichen Dauerbaustellen werden.

»Weil du keine Kirmes bist – Stopp das Blutzucker-Karussell«

So reagiert dein Körper auf Zucker und auf den Verzicht

Zucker im Blut wird als Energiequelle genutzt. Was übrig bleibt, speichert der Körper meist in Fettzellen. Kommt regelmäßig zu viel Zucker, bleibt der Blutzucker ständig erhöht. Das belastet Gefäße, Organe und Zellen.

Verzichtest du auf Zucker, normalisieren sich deine Werte, der Insulin-Spiegel sinkt, und der Körper kann wieder auf seine Fettreserven zurückgreifen. Auch der Geschmackssinn verändert sich: Unverarbeitete Lebensmittel schmecken natürlicherweise süß und aromatisch.

01 Mehr Energie – kein Zuckerhoch nötig

Weniger Zucker unterstützt einen stabileren Blutzuckerspiegel. Keine Achterbahn mehr, sondern echte Energie. Für alles, was mehr Spaß macht als Mittagsschläfchen.

02 Heißhunger? Ausverkauft

Ohne Zucker bleibt dein Insulinspiegel ruhiger und dein Körper meldet echten Hunger, nicht nur Lust auf Snacks, Snacks, Snacks.

03 Klarer Kopf, besserer Fokus

Zucker stört dein Gehirn von der Konzentration bis zur Stimmung. Weniger Süßkram heißt: mehr Fokus, bessere Lernleistung und ein Kopf, der nicht dauernd auf Belohnung gepolt ist.

04 Dein Körper schaltet um

Ohne Zucker greift dein Körper auf Fettreserven zurück. Das entlastet zudem die Leber. Auch das Risiko für Ablagerungen in den Gefäßen sinkt und die guten Darmbakterien freuen sich.

05 Langfristig gesünder leben

Zu viel Zucker erhöht das Risiko für Übergewicht, Diabetes und Herz-Kreislauf-Erkrankungen. Weniger Zucker heißt also mehr Gesundheit.

06 Dein Geschmackssinn 2.0

Nach wenigen Wochen ohne Zucker: Apfel schmeckt süß, Karotte auch. Die Zunge lernt wieder schmecken und du genießt neu und bewusster.

Laune heben – ohne Kuchengabel

Sich etwas gönnen, sich belohnen, sich trösten: Das machen wir oft automatisch mit einem süßen Snack. Kein Wunder, schließlich aktiviert Zucker blitzschnell unser Belohnungssystem.

Blöd nur, dass das Glücksgefühl genauso schnell wieder verpufft und wir anschließend oft müde, aufgebläht oder einfach nicht wirklich befriedigt sind.

Aber keine Sorge: Dein Körper kann auch anders! Glückshormone lassen sich auf ganz natürliche Weise pushen und das sogar nachhaltig.

WOCHENINSPIRATION

»Süß ist ein Gefühl, nicht bloß ein Geschmack.«

Zuckerfreie Belohnungen? Kannst du lernen und dir gönnen! Hier kommen Glücks-Kicks, die von innen wirken, ohne außen zu kleben.

01 Körperliche Aktivität:

Joggen, Tanzen oder Yoga: egal, Hauptsache du kommst regelmäßig in Schwung. Denn Bewegung pusht die Produktion von Endorphinen und Dopamin, deinem körpereigenen Gute-Laune-Team.

02 Gesunde Ernährung:

Haferflocken, Nüsse, Banane klingen nach Frühstück, sind aber feinste Nervennahrung. Denn sie liefern Baustoffe für Serotonin zum Entspannen, Zufriedensein und ein bisschen Sonne im Kopf.

03 Sonnenlicht:

Täglich Sonne auf der Haut rettet die Stimmung. Und wenn's nur die Kaffeepause im Sonnenschein ist.

04 Soziale Kontakte:

Umarmungen, gute Gespräche, Knutschen – alles, was Nähe schafft, hebt den Oxytocinspiegel und gibt deinem Glücksbarometer einen Boost.

05 Musik:

Dein Lieblingssong auf den Ohren, deine Gesangseinlage unter der Dusche oder ein bisschen klimpern. Musik zündet ein Dopamin-Feuerwerk und hebt ganz nebenbei die Laune.

06 Lachen:

Lachen reduziert Stresshormone, macht glücklich und entspannt ohne Nebenwirkungen. Also: Comedy-Podcast oder -Show an, Memes suchten und aus vollem Herzen lachen.

07 Meditation und Achtsamkeit:

Regelmäßige Meditation, achtsam sein oder einfach mal nur bewusst atmen senken Stress, heben den Serotoninspiegel und sorgen für innere Ruhe.

ZUCKERCHECK:

Jetzt entscheide ich!

Honig statt Zucker?

Honig, Agavendicksaft & Co. klingen gesund, sind aber auch nur Zucker in hübsch. Egal ob flüssig, braun oder bio: Zucker bleibt Zucker. Punkt.

Süß, but make it smarter

Zimt und Vanille bringen Aroma ganz ohne Zucker auf die Zunge. Schon mal Kardamom im Porridge probiert? Mit Heidelbeeren wird's zum süßen Schweden-Traum.

Zucker undercover

Zucker in Limo? Klar. Im Müsli? Schon mal gehört. Im Fruchtjoghurt: Was – so viel? In der Pizza auch? Du wärst überrascht. Zucker versteckt sich überall – Zeit, genauer hinzuschauen.

Gruppendruck

Ein Lieblingsmensch hat gebacken. Sag einfach: »Sieht super aus! Ich nehm ein Stück für später!« So bleibst du höflich, aber für den Moment zuckerfrei. Du musst nicht jedem Kuchen sofort eine Bühne geben. Du kannst ihn auch einfrieren und ihn zu einem anderen Zeitpunkt genießen.

Clean snacken

Weniger Zucker heißt oft: weniger Industrie-Food, weniger Verpackungsmüll, mehr echte Entscheidungen. Gut für dich und fürs große Ganze.

Zucker-Fake-Filter

Raffinose, Fruchtdicksaft, Maltodextrin – das sind nur drei von über 70 Begriffen, die sich auf Verpackungen verstecken. Und oft gleich im Doppel- oder Dreierpack. Wer nicht genau liest, löffelt mit.

»Ohne *Zuckerzusatz* heißt nicht *zuckerfrei*, sondern: Lies das Kleingedruckte.«

So tarnt sich Zucker

Bunte Verpackung, fruchtige Versprechen, »weniger süß«: klingt gesund, oder? Doch hinter vielen Claims steckt oft mehr Marketing als Klartext. Auch Social-Media-Trends pushen Snacks mit »Weniger-Zucker-Vibes«, die in Wirklichkeit ganz schön süß sind. Hier kommen sechs Begriffe, die du kennen solltest, um beim Einkaufen nicht auf Zuckertricks reinzufallen.

01 Zuckerfrei

»Zuckerfrei« ist erlaubt, wenn maximal 0,5 Gramm Zucker pro 100 Gramm oder Milliliter enthalten sind. Klingt clean, aber in 1 Liter »zuckerfreiem« Drink steckt immer noch 1 TL Zucker.

02 Zuckerarm

Bei »zuckerarm« dürfen bis zu 5 g Zucker pro 100 g enthalten sein. Bei 300 ml Drink also 7,5 g – das sind 1,5 TL Zucker. Weniger als sonst, aber nicht nichts.

03 Reduziert

»Reduzierter Zucker« heißt: mindestens 30 Prozent weniger Zucker als das Vergleichsprodukt. Aber: Die Kalorien dürfen gleichbleiben. Weniger süß heißt nicht automatisch leichter.

04 Ohne Zuckerzusatz

»Ohne Zuckerzusatz« heißt: kein Einfach- oder Zweifachzucker zugesetzt. Aber: Trockenfrüchte, Süßstoffe und Zuckeraustauschstoffe sind erlaubt. Süß bleibt's trotzdem.

05 Weniger süß

Diese Angabe ist reine Fantasie. Kein Gesetz, keine Grenze. »Weniger süß« ist, wenn der Hersteller es so findet.

06 Fruchtzuckerfalle

»Mit Fruchtzucker« klingt nach Obstsalat, ist aber oft ein billiges Süßungsmittel. Für den Körper bleibt's Zucker. Nur halt mit Gesund-Gefühl.

Meine Mini-Missionen

Langeweile im Glas, Snack-Heißhunger, Lust auf Süßes, Social Pressure oder gemütliche Gewohnheit? Kein Problem! Mit diesen Mini-Missionen werden die größten Hürden zu machbaren Aufgaben. Alltagstauglich und motivierend.

Aromatisiertes Wasser selber machen

Mission: »Wasser ist langweilig, ich will Geschmack!«

Option: Mix dein Lieblingswasser. Z. B. Wasser mit Zitrone und Minze, Orange und Ingwer oder Gurke und Blaubeeren. In eine Flasche abfüllen, über Nacht ziehen lassen, genießen.

Snack selber machen

Mission: »Zwischenmahlzeit! Sofort! Ohne Zucker!«

Option: DIY-Snack für unterwegs. Tomaten-Mozzarella-Spieß mit Basilikum. Oder einfach Apfelscheiben mit Erdnuss- oder Mandelmus. Süß, lecker und für Notfall-Cravings machbar.

Gewürztee testen

Mission: »Ich brauch was Warmes & Süßes zum Runterkommen.«

Option: Rooibos-Tee mit etwas gemahlener Vanille oder Zimt. Oder ein Schoko-Chai-Tee dazu einen Schuss Milch oder Mandelmilch: Entdecke, wie cozy zuckerfrei sein kann.

Süßes Frühstück ohne Zuckerzusatz

Mission: »Ich steh halt morgens auf süß!«

Option: Porridge mit Banane, Kakaopulver & gerösteten Nüssen oder mit geschmortem Apfel und Zimt. Auch machbar: Beeren (frisch oder tiefgekühlt). Kein Honig, kein Sirup, nur natürliche Süße. Bonus: Du bleibst länger satt.

Notfallration vorbereiten

Mission: »Ich snacke, wenn ich gestresst bin, und dann ist nichts Gesundes da.«

Option: Pack dir eine kleine Box in die Tasche fürs Büro: geschnittenes Obst oder Gemüse, am besten mit Dip, z. B. Hummus (Gemüse) oder Quark mit Nussmus (Obst). Versorgt dich mit Eiweiß und Ballaststoffen, killt Heißhunger und hält Stress in Schach.

Abends belohnen

Mission: »Ich brauch am Abend was Süßes. Immer.«

Option: Bitterer oder scharfer Geschmack stoppt Heißhunger. Probier mal zuckerfreie, scharfe Minzbonbons, Minzöl zum Riechen, Radieschen, Rosmarin oder Chili-Popcorn, grüner Tee, Espresso (falls du dann noch schlafen kannst).

WOCHEN-CHECK 03

Bewerte die folgenden Bereiche deines Lebens am Ende der Woche. 1 ist dabei das niedrigste und 10 das größte Zufriedenheitsgefühl.

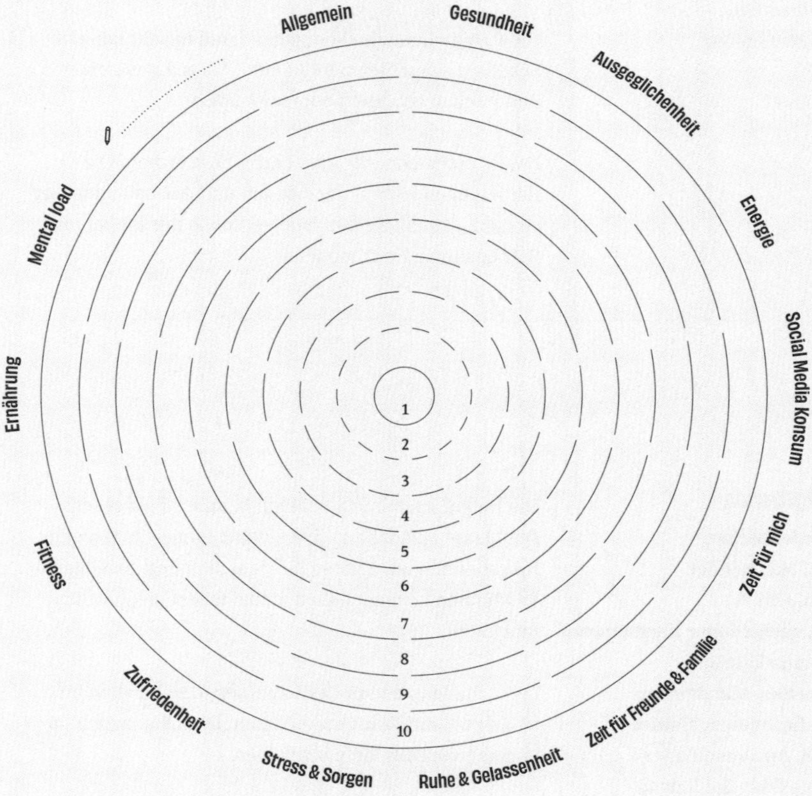

Belegtes Brot mit Apfelbutter und Radieschen →

Für 2 Portionen

2 Eier
10 g getrocknete Äpfel
10 Stängel Schnittlauch
20 g weiche Butter
2 Radieschen
1 kleine Handvoll Asiasalat (alternativ Wildkräutersalat oder Rucola)
2 Scheiben Brot
schwarzer Pfeffer
Salz

Wasser in einem Topf aufkochen. Die Eier darin bei mittlerer Hitze abgedeckt 7 Minuten wachsweich kochen. Dann abschrecken, schälen und längs in Scheiben schneiden.

Die getrockneten Äpfel fein hacken. Den Schnittlauch waschen, trocken schütteln und in feine Ringe schneiden. Die Apfelstückchen, den Schnittlauch und die Butter in einer Schale gründlich vermengen.

Die Radieschen waschen, putzen und in sehr feine Scheiben schneiden oder hobeln. Asiasalat waschen und trocken schütteln oder schleudern.

Die Brotscheiben mit Apfelbutter bestreichen. Die Radieschenscheiben darauflegen und Asiasalat darüberstreuen. Mit Eischeiben belegen sowie mit Pfeffer und Salz bestreuen und servieren.

Porridge mit Mandelmus und Beeren

Für 2 Portionen

70 g Haferflocken
400 ml Milch (oder Pflanzendrink)
2 Msp. gemahlener Kardamom (alternativ Vanille)
1 EL weißes Mandelmus
100 g Himbeeren, Heidelbeeren, Aprikosen oder anderes Obst der Saison

Die Haferflocken mit der Milch in einen Topf geben. Die Masse aufkochen lassen, dabei immer wieder umrühren. Dann auf kleinste Stufe stellen und zugedeckt 15 Minuten köcheln lassen, dabei weiter gelegentlich umrühren.

Dann die Masse vom Herd nehmen, den Kardamom und das Mandelmus unterrühren. Das Obst waschen und gegebenfalls klein schneiden.

Porridge auf Schälchen verteilen, das Obst darübergeben und servieren.

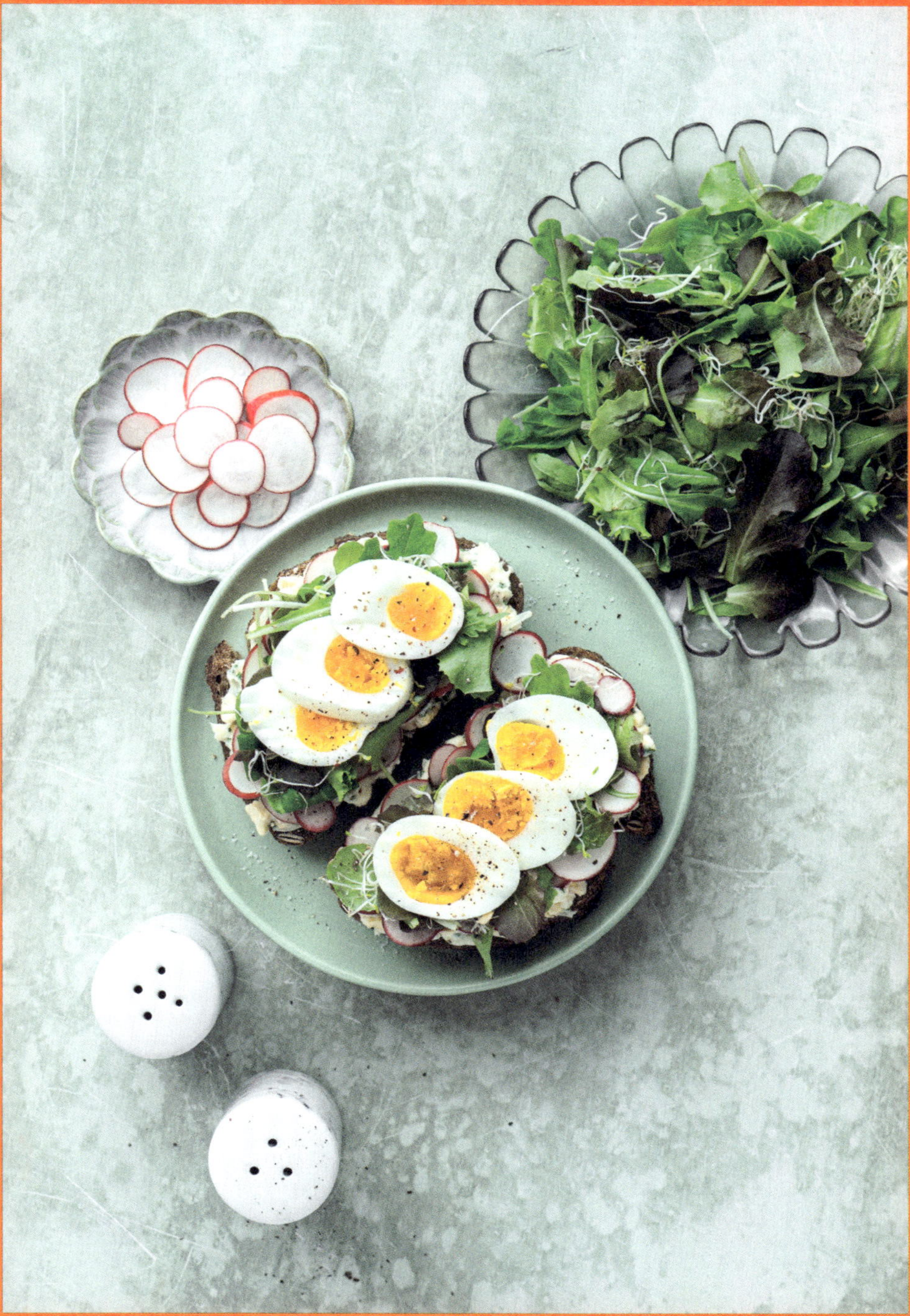

LEVEL 4

Fast wie Fasten – nur mit Essen

Fasten light – volle Wirkung?

Du willst deinem Körper eine Erholungspause gönnen, aber beim Gedanken an totale Nahrungsabstinenz sagt dein Magen einfach nur »ohne mich«? Willkommen beim Scheinfasten, dem sanften Einstieg ins Fasten-Game. Diese Methode bringt viele der Benefits des klassischen Heilfastens mit, aber ohne den kompletten Verzicht auf feste Nahrung.

Scheinfasten (auch »Fasting Mimicking«, also Fasten imitierend genannt) folgt einem einfachen Prinzip: Du isst, aber weniger, gezielt und clever kombiniert, sodass dein Körper trotzdem denkt: Ah, Fastenmodus, nice!

Klingt paradox, funktioniert aber ziemlich gut. Der Gerontologe Prof. Dr. Valter Longo zeigte, dass bestimmte Kalorienreduktionen Prozesse wie Autophagie, Zellreinigung und Stoffwechsel-Reset auslösen können – und das ohne komplette Essenspause.

Im Fokus steht eine eiweiß- und zuckerarme Ernährung. Scheinfasten ist dabei keine Notlösung, sondern eine smarte Strategie für alle, die soft einsteigen, aber nicht gleich in die Heilfasten-Königsklasse wollen.

Stattdessen ermöglicht Scheinfasten den Menschen, die kein klassisches Heilfasten durchführen wollen oder können, dennoch in den Genuss von Fasten-Benefits zu kommen.

VERGLEICH:
Heilfasten vs. Scheinfasten

Heilfasten: Ca. 500 kcal/Tag – rein flüssig: Wasser, Tee, Brühe, wenig Fruchtsaft. Darmentleerung, Entlastungstage und schrittweiser Aufbau.

Scheinfasten: Ca. 800 kcal/Tag – pflanzlich, eiweiß- und kohlenhydratarm, kalorienreduziert, dafür gute Fette. Es wird gegessen, allerdings sehr ausgewählt. Der Darm bleibt aktiv. Eine gezielte Darmentleerung, Entlastungstage oder ein schrittweiser Aufbau sind nicht nötig.

Gemeinsam: Entlastung, Zellreinigung und -reparatur (Autophagie) und gesundheitliche Effekte, trotz ganz unterschiedlicher Wege.

Made by science

Was hat Bäckerhefe mit Zellschutz zu tun? Und warum kann Scheinfasten ausgerechnet bei Krebs helfen? Hier ist die Story hinter dem Prinzip Scheinfasten.

Hefe, aber mal ohne Bier Prof. Dr. Valter Longo forschte an Alterungsprozessen. Er fütterte Bäckerhefen mit Zucker und ließ sie dann fasten. Er konnte nachweisen, dass fastende Hefezellen länger lebten.

Zucker off, Zellschutz on Nach dem Fasten bekamen die Hefezellen ein toxisches Wasserstoffperoxid-Bad. Und siehe da: Die hungrigen Zellen überlebten besser als die mit Zucker genährten.

Von Hefen zu Mäusen Auch fastende Mäuse waren robuster. Sie lebten länger, waren fitter und entwickelten seltener Alterskrankheiten. Fasten aktivierte Schutzprogramme im Körper.

Fasten bei Krebs Das Maus-Experiment: Mäuse mit Krebs fasteten vor ihrer Chemotherapie. Ihre gesunden Zellen gingen in den Energiesparmodus. Die Krebszellen nicht. Deswegen konnten letztere mit der Chemotherapie gezielter zerstört werden.

Zellen: Alt raus, frisch rein Weiße Blutkörperchen (Lymphozyten) der fastenden Krebs-Mäuse gingen nicht vollständig in den Schlaf, denn alte und defekte Zellen wurden aussortiert, die Gesamtanzahl sank. Und nach den Aufbautagen? Zell-Reset! Neue, junge Zellen entstanden. Die Mäuse hatten sich innerlich verjüngt.

Der Haken: Fasten + Chemo Viele Patient:innen und Ärzt:innen waren zurecht unsicher: Fasten unter Chemotherapie? Prof. Dr. Longo suchte eine sanftere Lösung und fand sie auch.

Die Geburtsstunde des Scheinfastens

Statt gar nichts zu essen, wurde eine bewusste, kalorienreduzierte Ernährung zusammengestellt.. Dieses Prinzip entwickelte Prof. Dr. Longo ursprünglich als alltagstaugliche Methode und unterstützende Säule der Krebstherapie. Das Scheinfasten war geboren.

K wie Ketonkörper

Ketonkörper sind Energielieferanten, die dein Körper dann produziert, wenn nichts mehr nachkommt, zum Beispiel beim Fasten. Sie werden in der Leber aus Fettsäuren gebildet, die aus Fettdepots stammen. Die Leber schickt sie über das Blut an Gehirn, Muskeln und andere Organe.

Dein Gehirn als Türsteher Das Gehirn kann keine Fettsäuren verwerten. Ketonkörper dagegen passieren die Blut-Hirn-Schranke problemlos. Ein genialer Hack für leere-Teller-Zeiten.

So entsteht Ketose Nach 12–16 Stunden ohne Nahrung (oder bei einer sehr kohlenhydratarmen Ernährung) beginnt der Körper vermehrt Ketonkörper zu bilden. Das nennt man Ketose. Die Schwelle liegt meist bei weniger als 50 Gramm Kohlenhydratzufuhr pro Tag.

Verschwenderisch? Nicht lange Zu Beginn werden einige Ketonkörper über den Urin ausgeschieden, denn der Körper übt noch. Später, wenn sich die Organe besser auf diesen Energiewechsel eingestellt haben, nutzt der Körper die Ketonkörper effizienter. Weniger Energie landet im Klo und mehr da, wo sie im Körper gebraucht wird.

Ketose ist ein fragiler Zustand Zu viel Glukose oder Eiweiß auf dem Teller regen den Körper dazu an, Insulin auszuschütten, besonders zu Beginn einer Ketose, wenn sich der Stoffwechsel gerade umstellt. Und das drosselt die Produktion von Ketonkörpern. Deswegen gelten beim Scheinfasten Grenzen für Kohlenhydrat- und Eiweißgehalt pro Tag.

Ketose ist individuell In Studien zeigte sich: Alter, Geschlecht, Bewegung: All das beeinflusst, wie schnell und effizient jemand in die Ketose kommt.

Ketonkörper und Immunabwehr Studien deuten darauf hin, dass eine Stoffwechselumstellung auf Ketonkörper, wie beim Scheinfasten und beim Heilfasten, Abwehrzellen aktivieren und das Immunsystem stärken kann.

Fasteneffekt trotz Essen?

Ja, das geht, wenn du deinem Körper die richtigen Signale gibst. Damit er denkt: »Wir fasten gerade.« Und dann sein Zell-Reparaturprogramm startet.

Dafür muss im Körper Folgendes passieren:

- → Der Blutzuckerspiegel muss sinken.
- → Die Produktion des Hormons IGF-1 (Insulin-like Growth Factor) muss gesenkt werden. Denn dieses erhöht unter anderem den Blutzuckerspiegel.
- → Die Ketonkörperkonzentration muss steigen. Die Ketonkörper liefern Energie aus Fett, wenn kein Zucker da ist.

Damit dein Körper in den Scheinfastenmodus umschaltet, braucht es nicht den vollständigen Verzicht, sondern das Richtige.

Weniger Kalorien Reduzierte Kalorien senken den Botenstoff IGF-1 und aktivieren das körpereigene Reparaturprogramm auf Zellebene.

Weniger Eiweiß Proteinreduktion senkt sowohl den Faktor IGF-1 als auch den Insulinspiegel. Besonders effektiv funktioniert das, wenn Aminosäuren aus tierischen Eiweißen gesenkt werden. Das klappt gut mit pflanzlichen Speisen.

Weniger Kohlenhydrate Einfache Kohlenhydrate wie Zucker und Weißmehl gehen sofort ins Blut und lassen den Blutzucker hochschießen. Reduzierst du diese auf ein Minimum, sinkt der Blutzucker und der Körper produziert Ketonkörper, eine alternative Energiequelle und gleichzeitig Signalgeber für das Fastenprogramm.

Mehr Fett Ungesättigte Fettsäuren, etwa aus Oliven- oder Rapsöl, beeinflussen Blutzucker und Botenstoff IGF-1 kaum. Mittelkettige Fettsäuren aktivieren sogar die Bildung von Ketonkörpern.

Diese gezielte Zusammensetzung täuscht dem Körper vor: »Es ist zu wenig Nahrung da.« Und genau dann startet er sein Fastenprogramm inklusive Zellreparatur und Entzündungsregulation.

Und wie läuft das genau ab?

- **Das Scheinfasten dauert fünf Tage, ist rein pflanzlich und basiert auf gesunden Fetten, Gemüse, Pilzen, Nüssen und Hülsenfrüchten.**
- **Tag 1: ca. 1000 kcal**
- **Tag 2–5: ca. 700–800 kcal**
- **Eiweißanteil: maximal 10 % der Kalorien (17–20 g/Tag)**
- **Kohlenhydrate: maximal 50 g/Tag, vor allem aus Gemüse**
- **Tag 6–7: Aufbau mit mediterraner Kost (Pasta mit Gemüse)**

Für mehr Auswahl

Viele Gemüsesorten enthalten von Natur aus nur wenige Kohlenhydrate, sie sind also perfekt fürs Scheinfasten. Zu den Top-Performern zählen Aubergine, Brokkoli, Blumenkohl, Gurke, Spinat, Tomaten, Chinakohl, Radieschen und Fenchel. Auch beim Obst gibt's smarte Optionen. Beeren sind die Champions, allen voran Erdbeeren, Himbeeren und Blaubeeren.

Für mehr Qualität

Olivenöl ist beim Scheinfasten das Öl der Wahl. Es sollte nativ extra oder extra vergine sein, beides bezeichnet kaltgepresste Öle. Besonders hochwertig ist Öl aus früh geernteten Oliven. Es schmeckt intensiv grün, manchmal pfeffrig. Spät geerntete, überreife Oliven können dumpfer schmecken.

Auch nach dem Pressen reift Olivenöl weiter. Deshalb achte beim Kauf auf ein möglichst langes Mindesthaltbarkeitsdatum (mind. ein Jahr). Olivenöle sind vielfältig, ähnlich wie Wein. Je nach Sorte, Herkunft und Erntezeitpunkt schmecken sie ganz unterschiedlich. Probiere dich teelöffelweise bewusst durch, bis du dein Lieblingsöl findest. Einfach mal verschiedene Öle pur verkosten und Unterschiede erschmecken.

Für mehr Hydration

Wie beim klassischen Fasten ist es auch beim Scheinfasten wichtig, viel zu trinken. Wasser ist dir zu langweilig? Dann probier's mal mit Infused Water, also Wasser mit natürlichem Aroma. Einfach ein paar Gurkenscheiben, frische Minze, ein paar Himbeeren oder Zitronenscheiben ins Glas geben, und fertig ist dein Zero-Kalorien-Drink mit Geschmack.

Für mehr Abwechslung

Nimm doch einfach die folgenden Rezeptideen als Startpunkt für deine Scheinfastenwoche. Wichtig: Baue deinen Essensplan unbedingt vor Beginn, damit du nicht hungrig durchs Internet scrollst. Und: Ab Tag 2 sollte eine Mahlzeit nicht mehr als 250 kcal enthalten.

Wie wäre es mal mit

- Zucchini-Nudeln mit Gemüsesauce und Oliven
- Mediterranes Ofengemüse mit italienischen Kräutern und Pinienkernen
- Gemüsesuppe mit gerösteten Pilzen
- Aus dem Ofen: Orientalischer Blumenkohl und Aubergine mit Tahini
- Apfel-Fenchel-Salat mit gerösteten Walnüssen

Digital Detox statt Dauer-Display

Scrollen, klicken, vergleichen und plötzlich ist der Tag rum. Zwischen To-do-Listen, Serien-Updates und Instagram-Trends verlieren wir uns oft im digitalen Nebel. Doch wer ständig online ist, verpasst leicht das echte Leben. »Digitales Entgiften« ist kein Verzicht, sondern ein Gewinn. Eine Pause für Kopf und Körper, um wieder klarer zu sehen. Ein paar Minuten am Tag, mehrere Stunden oder gleich ein paar Tage?

»Offline ist der neue Luxus.«

WOCHENINSPIRATION

01 Digital Detox = Slow Living

Statt dich mit idealisierten Insta-Leben zu vergleichen, gönn dir Offline-Zeit. Sie hilft dir, deinen Fokus wiederzufinden und das echte Leben zu feiern. Ohne Filter. Ohne Druck. Dafür mit Gefühl.

02 Starte klein und finde deinen Weg

Kein Detox-Marathon nötig: 30 Minuten ohne Handy können Wunder wirken. Mach aus dem Flugmodus dein persönliches Kraftfeld. Ein Spaziergang, ein Tee, ein Gedankenstopp, das reicht schon für den Anfang.

03 Endlich wieder Zeit haben

Was würdest du tun, wenn du täglich zwei Stunden mehr hättest? Lies ein Buch, ruf Oma an, schlaf dich aus. Offline-Zeit ist ein Geschenk an dich selbst.

04 Mehr echtes Miteinander

Du musst es nur auspacken und nutzen. Digital Detox stärkt Beziehungen. Statt Nachrichten zu lesen, hör wieder richtig zu. Ein persönliches Gespräch am Telefon ist mehr wert als jedes Like.

05 Detox während des Fastens

Fastenzeit ist der perfekte Rahmen für Digital Detox. Weniger Input, mehr Klarheit. Kein ständiges Pingen, kein FOMO, dafür ein echtes Gefühl von Freiheit.

06 Digital Detox – Press play

Level 1: maximal zwei Stunden Bildschirmzeit pro Tag.
Level 2: nur 30 Minuten täglich.
Level 3: ein ganzer Tag offline.
Endboss: mehrere Tage ohne Handy, Laptop, TV, Socials & Co. Finde dein Diggi-Detox-Level!

Fake Fasten. Real Results.

Bauchfett geht

In einer Studie von 2017 wurde nachgewiesen, dass Scheinfastende gezielt Bauchfett verlieren. Besonders das sogenannte viszerale Fett, das tief in der Bauchhöhle sitzt. Dieses Fett gilt als besonders stoffwechselaktiv und kann stille Entzündungen befeuern. Wer es loswird, tut dem Körper gleich doppelt etwas Gutes.

Muskelmasse bleibt

Scheinfasten hilft beim Fettabbau, ohne dabei wertvolle Muskelmasse einzubüßen. Das ist besonders wichtig, wenn du gesund abnehmen willst, ohne schlapp zu machen. Dein Körper greift gezielt auf Fettreserven zurück, während die Muskeln verschont bleiben. So verändert sich dein Körper auf günstige Art und Weise.

Heilfasten vs. Scheinfasten

Scheinfasten stößt viele vorteilhafte Prozesse des Heilfastens an. Beim Heilfasten wirken Zellreinigung, Immunneubildung, Ketose und Organentlastung allerdings intensiver, weil komplett auf Nahrung verzichtet wird. Heilfasten ist eine tiefere Regenerationskur, Scheinfasten die sanftere, alltagstauglichere Variante.

Leichter fühlen durch fünf Tage Scheinfasten

Studienteilnehmende, die fünf Tage pro Monat scheinfasteten, konnten Gewicht verlieren und ihre Fettmasse reduzieren. Gleichzeitig blieb die Muskelmasse erhalten. Scheinfasten bringt also nicht nur den Stoffwechsel auf Trab, sondern sorgt auch für ein ausgewogeneres Verhältnis von Fett und Muskeln.

Weniger Risiko

Scheinfasten kann möglicherweise gleich mehrere Gesundheitsrisiken auf einmal senken, darunter Typ-2-Diabetes, Bluthochdruck, hohe Cholesterinwerte und sogar Alzheimer. Studien deuten darauf hin, dass regelmäßige Fastenzyklen präventiv wirken und das Risiko für chronische Erkrankungen verringern können.

Pro-Aging

Auch Scheinfasten aktiviert die Autophagie, ein körpereigenes Zellrecycling- und Reparaturprogramm. Dabei werden beschädigte Zellbestandteile abgebaut und erneuert. Erste Forschungsergebnisse deuten sogar darauf hin, dass dieser Prozess das Immunsystem regenerieren und verjüngen kann. Vielleicht nicht ganz Unsterblichkeit, aber ein guter Anfang.

Entzündungen reduzieren

Chronische Entzündungen entstehen durch ungünstigen Lebensstil, schwelen oft jahrelang unbemerkt im Körper und begünstigen Alterungsprozesse und Erkrankungen. Scheinfasten bremst Entzündungen und damit verbundene negative gesundheitliche Auswirkungen aus.

Scheinfasten ist mehr als weniger essen

Scheinfasten ist nicht nur eine körperliche Kur. Es ist auch eine Einladung, innezuhalten. Denn neben den körperlichen Effekten nimmt die seelisch-geistige Veränderung eine große Rolle ein, was einige so gar nicht wahrnehmen, kennen oder nutzen.

Viele Menschen, die fasten, starten mit dem Wunsch, ihrem Körper etwas Gutes zu tun. Und merken plötzlich: Da passiert noch viel mehr. Wer sich für ein paar Tage bewusst aus dem Alltag und aus alten Essgewohnheiten ausklinkt, wird sensibler für Gedanken, Emotionen, Bedürfnisse. Fasten ist nicht nur Verzicht. Es ist eine Pause von der Reizüberflutung. Vom Dauer-Snacken, Dauer-Funktionieren, Dauer-Scrollen.

Oft sind die Meinungen, Stimmen, Geschehnisse im Außen so laut, dass wir unsere eigene, innere Stimme kaum noch hören. Wenn alles etwas leiser ist, auch im Bauch, können wir unsere innere Stimme wieder besser wahrnehmen. Daher ist es für eine ganzheitliche Fastenzeit auch wichtig zu entspannen.

Um dann herauszufinden: Was brauchst du wirklich? Was darf bleiben, was kann gehen? Genau dafür entsteht beim Scheinfasten, besonders beim Heilfasten Raum. Du bekommst wieder ein Gefühl für die Dinge, die dir wichtig sind. Und stärkst damit den unsichtbaren Draht zu dir selbst.

Fastende berichten von mehr Klarheit, innerer Ruhe, emotionaler Stabilität. Das liegt nicht nur am sinkenden Blutzucker, sondern auch am bewussten Rückzug aus dem »mehr, schneller, weiter«.

Scheinfasten kann dich erden. Es kann dich lehren, mit weniger klarzukommen, ohne dich leer zu fühlen. Viele empfinden diese Erfahrung als wohltuend, stärkend und überraschend emotional.

Fasten kann für dich regelmäßig eine Möglichkeit sein, zur Ruhe zu kommen und deine Resilienz zu stärken. Der starke Impuls zur Lebensstilveränderung betrifft alle deine Gewohnheiten. Egal ob die Bewegung, die Stressreduktion oder die Ernährung.
Wichtig: Du verzichtest in dieser Zeit nicht bloß auf Essen, vielmehr öffnest du dich für neue Erfahrungen. Körperlich, geistig, seelisch. Und genau das macht diese Tage so besonders.

Ohne Ruhe kein Reset

Entspannung ist beim Fasten kein Nice-to-have. Sie ist essenziell. Denn chronischer Stress erhöht das Cortisol. Und bleibt dieses dauerhaft zu hoch, blockiert dies die Energiegewinnung aus Fettzellen. Der gewünschte Switch in den Fastenstoffwechsel wird dadurch also blockiert. Um das zu verhindern, ist es wichtig, dass du dich entspannst.

»Fasten ohne Entspannung ist wie dein Handy im Flugmodus – du denkst dein Akku ist safe, wird aber trotzdem weiter entladen.«

Grüne Auszeit

Ein Spaziergang – etwa im Wald – kann wahre Wunder wirken. Schon 20 Minuten im Grünen können den Cortisolspiegel senken.

Zen-Mode

Bewusstes Atmen, eine Runde Barfußlaufen auf der Wiese, zur Lieblingsplaylist tanzen oder autogenes Training helfen deinem Körper, in den Entspannungsmodus zu schalten.

Sleep, Relax, Repeat

Chronischer Stress und Schlafmangel erhöhen den Cortisolspiegel. Was hilft? Eine Stunde vorm Schlafen kein Screen. Probier's mit Journaling oder 10-Minuten-Body-Scan.

Fasten ist kein Bootcamp

Intensive Workouts bei ohnehin hohem Cortisolspiegel lassen ihn noch weiter steigen. Sanfte Bewegungen wie Yoga oder ein Spaziergang sind für diese Zeit sinnvoller.

Die Rolle von Cortisol

Cortisol ist dein inneres Alarmsystem. Es ist ein Hormon, das in den Nebennieren gebildet wird und deinen Körper auf »Achtung, Stress!« stellt. Das ist super, wenn du wirklich in Gefahr bist, aber eher unpraktisch, wenn du einfach nur versuchst, in Ruhe zu fasten.

Denn: Wenn dein Cortisol-Level dauerhaft zu hoch ist, denkt dein Körper, er steckt in einer Krise. Die Fettverbrennung wird gebremst und dein Körper schaltet zurück auf Zuckermodus. Selbst wenn du gerade nichts isst. Dein Stoffwechsel hängt dann im alten Muster, obwohl du schon im Scheinfasten-Modus bist. Deshalb ist Entspannung beim Fasten so wichtig. Nur wenn dein Körper merkt: »Alles okay hier«, kann er in den Reset-Modus umschalten.

Mein Scheinfasten-Plan

Bist du ready für weniger? Dann starte jetzt rein in sieben Tage, die deinen Körper refreshen, deinen Kopf freimachen und idealerweise neue gesunde Routinen schaffen.

Klar werden: dein Warum finden

Was bringt dich zum Fasten? Mehr Leichtigkeit, ein Reset, neue Routinen, Neugier? Schreib's auf. Deine Motivation ist dein innerer Anker, wenn's mal kurz wackelt. Fasten beginnt im Kopf, nicht im Kochtopf.

Vorräte & Plan: Vorbereitung ist Selfcare

Check deine Küche: Gemüse, Olivenöl, Nüsse, Pilze, Kräuter. Eventuell Meal Prep? Plane fünf Fastentage und zwei Aufbautage mit leichter mediterraner Kost. Wer plant, bleibt entspannter und sucht nicht mit leerem Bauch nach leckeren Rezepten.

Tag 1: sanft starten mit 1000 kcal

Heute geht's los. Du isst pflanzlich, wenig Eiweiß und Kohlenhydrate, aber gute Fette. Dein Körper schaltet langsam runter. Sei sanft zu dir. Spaziergänge statt Spinning-Class, Wald statt Workload.

Tage 2–5: Fasten light

Nur 700–800 kcal am Tag, pflanzlich. Dein Stoffwechsel stellt sich um, dein Kopf wird klarer. Tipp: Journaling, Entspannung, moderate Bewegung.

Runterkommen ist Selfcare

Gönn dir tägliche Ruhepausen: Spaziergang, Atemübung, Body-Scan, Naturzeit. Schlaf ist dein Fasten-Push. Weniger müssen, mehr spüren.

Sanfter Aufbau

An Tag 6 & 7 gibt es wieder mehr zu essen: mediterran, leicht, frisch. Kein Zuckerfeuerwerk. Dein Verdauungssystem bedankt sich, wenn du's langsam angehst.

Was bleibt?

Was willst du mitnehmen? Weniger Zucker? Mehr Ruhe? Klarerer Kopf? Öfter mal Wald? Fasten verändert, schon nach sieben Tagen. Schreib dir auf, was du neu etablieren willst.

WOCHEN-CHECK 04

Bewerte die folgenden Bereiche deines Lebens am Ende der Woche. 1 ist dabei das niedrigste und 10 das größte Zufriedenheitsgefühl.

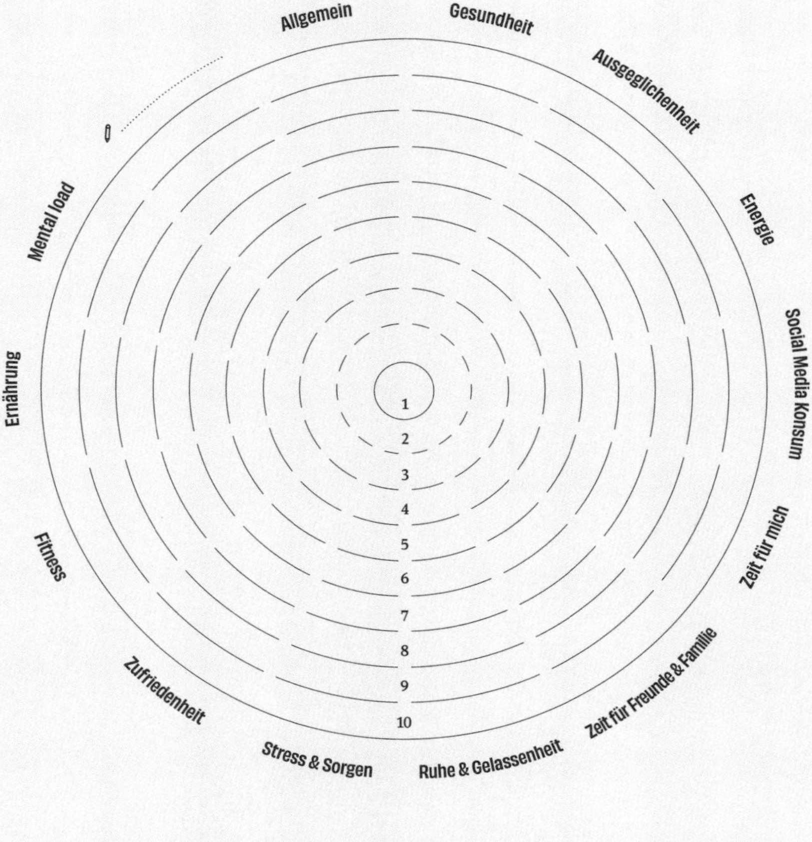

LEVEL 5.1

Fasten loading ...

Fasten für Beginner

Wer denkt, dass man beim Fasten einfach von jetzt auf gleich aufhört zu essen, der irrt. Ein erfolgreiches und professionelles Fasten bedarf einer Vor- und Nachbereitung, um eine besonders positive Fastenerfahrung zu erleben. Dein Mindset, also deine innere Einstellung zum Fasten, ist entscheidend für deinen Erfolg. Check deine Erwartungshaltung und schreib dir deine persönlichen Ziele und dein starkes »Warum« auf. Das motiviert, wenn's mal zäh wird.

Warum möchtest du fasten?

Mentale Klarheit und Ruhe

Fasten dreht den Lärm von außen leiser – von Job, Welt, Mitmenschen – und deine innere Stimme lauter. Du denkst klarer, spürst mehr und kommst in Kontakt mit Gefühlen, die sonst im Alltagsrauschen untergehen.

Gesundheit & Regeneration

Beim Fasten räumt dein Körper auf. Zellen werden recycelt, das Immunsystem wird reguliert, Entzündungen werden runtergefahren. Selfcare auf Zellebene.

Reflexion & Lebensstil

Ohne die üblichen Ablenkungen wie Snacks, Drinks und (Social) Media bekommst du den Raum, dein Leben ehrlich zu reflektieren und neu zu ordnen. Wo stehe ich gerade? Was möchte ich? Welche Gewohnheiten tun mir gut?

Entlastungstage sind Pflicht

Bevor das eigentliche Fasten beginnt, startest du mit den Entlastungstagen – dein Warm-up für den Körper. Faustregel: Sie dauern so lange, wie ein Drittel deiner Fastentage. Bei sieben Tagen Fasten stehen zwei bis drei Entlastungstage an.

In den Entlastungstagen wird dein Darm bereits entlastet, um sich bestmöglich auf den kommenden Nahrungsverzicht vorzubereiten.

Was dann auf deinen Teller kommt?

→ Pflanzliche Kost
→ Leicht verdauliches Obst und Gemüse
→ Wenig Fett, kein zugesetzter Zucker, nichts Tierisches

Und ganz wichtig: satt essen und nicht reinhungern! Sonst startest du mit einem gern gemachten Fastenfehler.

Vorbereitungsphase

Hydration Station

Trinken ist key: Täglich mindestens 2 Liter Wasser oder ungesüßter Tee sind dein Rüstzeug, um deinen Körper bestmöglich bei seinen Fastenprozessen zu unterstützen. Übe dich am besten jetzt schon im vermehrten und bewussten Trinken. Die Trinkmenge ist entscheidend für einen stabilen Kreislauf während der Fastenzeit. Kleinere Mengen Obst- und Gemüsesäfte sind auch völlig fein.

Move it!

(Leichte) Bewegung kurbelt nicht nur dein System an, sie ist auch im Fastenverlauf entscheidend und wird oft unterschätzt. Nach dem Motto »Use it or lose it« brauchen deine Muskeln Signale, dass sie gebraucht werden. Vertrau dir: Dein Körper kann Energie herstellen. Taste dich langsam ohne Druck heran.

Bye-bye-Bites

Jetzt ist der richtige Zeitpunkt, die letzten Bissen richtig zu genießen und sich von fester Nahrung für einen definierten Zeitraum zu verabschieden. Don't worry – das Essen und du – ihr seht euch wieder ;-)

Umfeld-Check

Nicht alle feiern dein Fasten und das ist okay. Manche haben Vorurteile oder schlechte Erfahrungen gemacht. Erkläre, warum es dir wichtig ist, und bitte um Vertrauen und Support. Meide Energie-Vampire, also Menschen oder Gespräche, die dich leer machen. Deine Kraft gehört jetzt dir. Du fastest nicht fürs Publikum. Du fastest für dich.

Feel the full

In den Entlastungstagen geht's ums bewusste Sattsein. Taste dich ran an dein echtes Sättigungsgefühl. Iss weniger, aber bitte genug. Dein Körper soll sich vorbereiten, nicht verzweifeln. Das bringt nicht nur dein Verdauungssystem in Fastenstimmung, sondern hilft auch, nach dem Fasten achtsamer zu essen. Kein Stress, kein Zwang. Bewusst satt essen.

Endboss: Entzugserscheinungen

Mögliche Entzugserscheinungen wie Kopfschmerzen oder Müdigkeit können oft schon vor den Fastentagen auftreten. Gute Nachricht: Je mehr Entzugserscheinungen im Davor, desto angenehmer kann dein Fasten-Erlebnis werden. Und es gibt lindernde SOS-Maßnahmen.

Chew-chew-chew-chewbacca

Schon vor deiner Fastenzeit lohnt es sich, deine Kaugewohnheiten zu leveln: Versuch, jeden Bissen 25–30 Mal zu kauen. Klingt lang, ist es auch, wenn man es noch nie gemacht hat. Damit hilfst du deiner Verdauung und gewöhnst dich gleichzeitig an ein langsameres, achtsameres Essen. Also ideal für den Wiedereinstieg nach dem Fasten.

Use it up

Bevor du ins Fasten startest: Reste retten statt verschwenden! Versuche, deine Lebensmittel nach und nach aufzubrauchen oder zu verschenken. Etwa an Nachbar:innen oder Freund:innen. Was übrig bleibt, kannst du easy einfrieren und dich nach dem Fasten drüber freuen. Win-win!

SOS-Hilfe

Fasten ist keine leichte Übung, es fordert dich heraus. Es kann Momente geben, in denen dein Kreislauf kurz aus der Spur gerät: Schwindel, Kopfschmerzen, Müdigkeit. Ruhe bewahren, das kann passieren. Bei Kopfschmerzen liegt die schnelle Pille nah, aber Achtung: Dein Magen ist im Ruhemodus, manche Medikamente könnten ihn reizen. Probiere zuerst die SOS-Tipps aus und kläre im Zweifel ärztlich ab.

Die folgenden Tipps stammen aus der Fastenbegleiter-Ausbildung und haben sich bei gesunden Menschen gut bewährt. Wenn etwas für dich gar nicht passt oder länger anhält: Hole dir ärztlichen Rat.

Kopfschmerzen

Wusstest du, dass Kopfschmerzen zu den häufig beim Fasten auftretenden unerwünschten Wirkungen zählen? Gegenmaßnahmen: Deutlich mehr Wasser trinken, ggf. ein Einlauf, Bewegung an der frischen Luft, Entspannung, kalte Güsse, Minzöl, Kompresse (Nacken warm/Stirn kalt).

Koffeinentzug

Dein Körper schreit nach Koffein? Ein schwach gebrühter Kaffee oder ein schwach aufgebrühter Schwarztee können beim Entzug helfen. Oder probiere doch mal entkoffeinierten, Lupinen- oder Getreidekaffee. Nutze auch die Tipps gegen Kopfschmerzen.

Schlapper Kreislauf

Bei Kreislaufproblemen Ruhe bewahren, langsam aufstehen und viel(!) trinken. Dein Körper stellt auf eine andere Energieversorgung um und benötigt dazu etwas Zeit. Das hilft: Etwas Honig im Tee, leichte Bewegung, Beine hochlagern, Trockenbürstenmassagen in Herzrichtung (auch aus dem Bett heraus), Wechseldusche (warm/kalt), Weißdorn-Tropfen (Apotheke), Hafersud.

Unterzuckerung

Unterzuckert? Ruhe bewahren. Symptome wie Zittern, kalter Schweiß & Unruhe können auftreten. Langsam trinken: 1 TL Honig/Agavendicksaft im Tee. Maximal 2 TL/Tag. Hafersud stabilisiert zusätzlich.

Blähungen

Auch ohne Essen kann's im Bauch grummeln. Einläufe, Wärmflasche, Leberwickel, Darmmassage (im Uhrzeigersinn), warmes Bad und entblähende Tees können helfen.

Hungergefühl

Ein leerer Magen darf sich melden, aber echte Schmerzen sind ein Warnsignal. Spür in dich hinein: Ist es Appetit, getriggert durch Gerüche oder Gewohnheit? Oder wirklich Hunger, der weh tut? Bitte nicht durchquälen. Fasten heißt verzichten, aber nie leiden. Unterstütze dich mit Trinken, Bewegung, Wärme, Heilerde, Hafersud oder einem Einlauf. Es wird von Tag zu Tag leichter.

Magenbeschwerden

Bei Magenbeschwerden helfen Wärme, viel Trinken, Heilerde und Hafersud. Meide Zitrone und konzentrierten Honig: Sie können den Magen reizen.

Übelkeit und Erbrechen

Dahinter können ein niedriger Blutdruck, niedriger Blutzucker oder Appetitlosigkeit stecken. Viel trinken: Brühe, Wasser, frischer Ingwertee. Vorsicht bei Fruchtsaft und heißem Tee. Anhaltende Übelkeit bitte ärztlich abklären lassen.

Frieren

Frieren ist kein Grund zur Sorge, sondern normal. Das hilft: warme Kleidung, Wärmflasche, Bürstenmassage, Bewegung, ein warmes Bad, warme Brühe und Tees oder ein ansteigendes Fußbad. Jede Art von Wärme hilft.

Schlafstörungen

Fasten verändert oft den Schlaf: mal kürzer, mal unruhiger. Das hilft: Lavendelspray, Wärmflasche, Leberwickel, Abendspaziergang, ein warmes Bad, digitale Pause & gute Gespräche vor dem Einschlafen.

Unruhe

Baldrian- oder Johanniskrauttee können helfen. Sprich offen mit deinen Liebsten oder hole dir professionelle, unterstützende Hilfe.

Wadenkrämpfe

Hinter Wadenkrämpfen stecken meist Flüssigkeits- oder Magnesiummangel. Gegenmaßnahmen: Viel trinken, gegebenenfalls Magnesiumsupplemente oder mineralstoffreiches Pulver einnehmen.

Mundgeruch und belegte Zunge

Das hilft: Zunge mit Spatel oder Teelöffel reinigen, viel trinken, vor allem Fenchel-, Anis- oder Pfefferminztee, Ölziehen, frische Kräuter oder Ingwer ankauen. Vermeide Kaugummis, die regen den Speichelfluss an und senden ein Esssignal.

Sehstörungen

Sehstörungen kommen eher selten vor. Bleibe immer ruhig. Trinke ein großes Glas Wasser, eine gesalzene Brühe oder einen Tee mit 1 TL Honig/Agavendicksaft. Kreislauf sanft anregen, ausruhen & achtsam mit dir umgehen.

Fastenausschlag

Bei Hautreizungen während des Fastens helfen: Basenbad, mehr trinken, Einlauf, Heilerde äußerlich auftragen, Basenpulver einnehmen und luftige Kleidung tragen.

Rückenschmerzen

Rückenschmerzen beim Fasten? Trinke ausreichend, nutze Wärme, bewege dich sanft (mache zum Beispiel Yoga), mach einen Einlauf, nimm gegebenfalls Basenpulver und finde eine bequeme Schlafposition.

The Coffee Case

Kaffee, eines der Lieblingsgetränke der Deutschen, gehört bei vielen zum täglichen Morgenritual. Auch beim Fasten wollen die meisten eigentlich nicht auf diesen Muntermacher verzichten. Schauen wir uns einmal an, ob Kaffee den Fastenprozess stört:

Darf ich weiterhin Kaffee trinken?

Grundsätzlich wird Kaffee während der Fastenzeit nicht empfohlen. Durch den Verzicht gibst du deinem Körper die Möglichkeit, eine Pause von alten Gewohnheiten zu machen und neue zu etablieren. Solltest du dich für einen Verzicht auf Kaffee oder eine Reduzierung entscheiden, fange am besten bereits vor dem Fasten, in den Entlastungstagen, an. Damit reduzierst du das Risiko für Kopfschmerzen in den ersten Tagen der Fastenzeit.

Cravings? Dünner Kaffee ohne alles kann helfen

Fakt ist aber auch: Kaffee kann dabei helfen, die Fastenperiode etwas sanfter zu gestalten. So können eventuelle Gelüste reduziert werden, ohne dass du Kalorien aufnimmst. Auch Hungergefühle können zeitweilig abgepuffert werden. Dies liegt daran, dass vermehrt Sättigungshormone wie PYY freigesetzt werden. Diesen Effekt hat sowohl koffeinhaltiger als auch koffeinfreier Kaffee.

Push oder Pause? Deine Wahl

Zusätzlich bringt Kaffee deine Verdauung in Gang: Magensaftsekretion und Gallenproduktion steigen an, das kann bei der Darmentleerung unterstützen. Möchtest du deinem Darm aber im Verlauf des Fastens eine echte Pause gönnen, lohnt es sich, auf Kaffee zu verzichten. So ermöglichst du deinem Verdauungssystem einen echten Reset, ganz ohne Ablenkung oder Push von außen. Dein Körper, dein Level, deine Entscheidung.

Kaffee und Autophagie

Studien deuten darauf hin, dass bestimmte Inhaltsstoffe im Kaffee sogar die Autophagie (Zell-Recycling-Modus) fördern können. Die Autophagie ist ein zentraler Fastenmechanismus. Mit anderen Worten: Kaffee unterbricht diesen nicht, sondern kann den Prozess möglicherweise sogar boosten.

Macht Kaffee die anderen Benefits des Fastens kaputt?

Aktueller Stand: Nein. Ein zentrales Ziel beim Fasten ist die sogenannte Ketose, ein Zustand, in dem dein Körper Energie aus Fett gewinnt und dabei Ketonkörper bildet. Diese wirken zum Beispiel entzündungshemmend.
Und hier kommt der Plot-Twist: Studien zeigen, dass auch Kaffee die Bildung von Ketonkörpern anregen kann. Das bedeutet: Kaffee könnte dir sogar helfen, schneller in die Ketose zu kommen und den Prozess einen Tick zu beschleunigen.

Ist Kaffee während des Fastens bedenkenlos möglich?

Good News first: Die ganzen Fasten-Stoffwechsel-Vorgänge werden durch schwarzen Kaffee nicht unterbrochen. Wer also im Fastenmodus nicht auf den morgendlichen Koffein-Kick verzichten will, kann entspannt bleiben und weiterhin alle Fasten-Benefits abstauben – solange weder Zucker noch Milch mit am Start sind.

Wenn du allerdings planst, deine Koffein-Gewohnheiten zu resetten, solltest du wissen: Die Entwöhnung kann Kopfschmerzen oder Kreislaufprobleme verursachen. Den Kaffee-Verzicht daher mitten ins Fasten zu legen, kann den Körper doppelt stressen. Besser: Schon in den Entlastungstagen vor dem Fasten den Kaffee langsam runterfahren.

Was bedeutet das jetzt für mich?

Ob du während des Fastens auf Kaffee verzichtest oder nicht, ist letztlich deine Entscheidung: Dein Game, deine Regeln. Die Fasten-Benefits bleiben auch mit einem moderaten Kaffeekonsum (zwei bis drei Tassen pro Tag) bestehen, solange du's eben nicht übertreibst. Wenn du sowieso nur gelegentlich Kaffee trinkst oder mal komplett aussteigen willst – deine Chance! Für den sanften Weg bietet sich entkoffeinierter Kaffee an.
Und klar: Wer Kaffee nicht verträgt oder aus gesundheitlichen Gründen skippen sollte, lässt ihn auch während des Fastens besser aus dem Spiel.

Small Step, Big Win

Micro Habits ist eine andere Formulierung für »Kleine Gewohnheiten«, also kleine Schritte mit großer Wirkung. Gerade nach dem Fasten, wenn die Motivation auf dem Maximum ist, lohnt es sich, neue Gewohnheiten zu etablieren. Wichtig dabei: nicht überfordern! Es geht darum, die Schwelle zum Erfolg so niedrig wie möglich zu setzen und Erfolge zu sammeln. Statt direkt auf Marathon zu gehen, lieber zwei Mal pro Woche eine Sportart machen, die dir wirklich Spaß macht. Oder mehrere »Bewegungs-Snacks« am Tag einbauen: zehn Kniebeugen hier, zwei Push-Ups da. Welche Bereiche du angehst, entscheidest du selbst. Nimm dir, was du brauchst!

»Das After-Fasten-Erfolgs-High ist der perfekte Moment, um neue Routinen zu starten – klein, machbar, nachhaltig.«

WOCHENINSPIRATION

01 Bewegung & Sport

- → 3000 statt gleich 10.000 Schritte am Tag
- → Der Klassiker: Treppe statt Aufzug
- → Beim Kochen oder Warten: auf Zehenspitzen stehen oder Po anspannen und halten
- → Eine Haltestelle früher aussteigen oder vor dem Ziel parken und laufen
- → Beim Telefonieren herumlaufen

02 Ernährung

- → Gemüse zuerst essen
- → Zu jeder Süßigkeit ein Stück Obst dazu
- → Immer ein Glas Wasser vor dem Essen trinken
- → Topping für jede Mahlzeit nutzen: Nüsse, Saaten, Kräuter
- → Gabel oder Löffel nach jedem Bissen ablegen

03 Fokus & Klarheit

- → Kurze und priorisierte To-Do-Listen: Maximal drei To-Dos pro Tag
- → Journaling = Gedanken aus dem Kopf auf Papier
- → Einen »Gedanken-Stopp«-Satz verinnerlichen wie etwa »Nicht jetzt. Später.«
- → Handy clever nutzen: Fokus-Modus einrichten und nutzen

04 Mindset & innere Stimme

- → Der Klassiker: Dankbarkeitstagebuch
- → Ziele klein halten = kein Overload, kein Quit
- → Self-Check-Ins: »Was brauche ich gerade?«
- → Ein Satz, der dich innerlich stärkt, als Handy-Hintergrund speichern
- → Vor dem Spiegel: ein positives Wort zu dir selbst sagen

05 Entspannung & Ruhe

- → Heiße Dusche
- → Podcast oder Hörbuch
- → Dreimal tief durchatmen = Mini-Meditation
- → Frisch kochen
- → Lieblingssong auf Repeat

Typische Fasten-Fails

Fasten kann richtig viel bewegen – wenn du vorbereitet bist. Viele scheitern nicht, weil sie zu wenig Willenskraft haben, sondern weil sie ohne Plan loslegen. Aber du bist hier, um es anders zu machen. Kein Frust, kein Druck, sondern Klarheit, Fokus und ganz viel Selbstfürsorge. Hier findest du die häufigsten Stolpersteine und wie du sie easy umgehst. Wir starten rein!

Planlos geht der Plan los = Game Over

Fasten ist keine spontane Aktion, sondern eine echte Umstellung für Körper und Geist. Wer ohne Vorbereitung loslegt, überfordert den Körper. Besonders schweres oder fettiges Essen kurz vor dem Start kann den Stoffwechsel fordern und den Übergang ins Fasten erschweren. Dein Körper braucht in dieser Phase möglichst wenig Ballast, um leichter in den Fastenmodus zu finden.

Falsches Mindset, schlechter Start

Fasten ist nicht für jeden und schon gar nicht ohne Vorbereitung. Wer es zu ungeplant angeht, erlebt schnell Frust statt Fasten-Flow. Stell dich mental darauf ein: Es wird ungewohnt, aber du kannst das! Gutes Timing, klare Motivation und realistische Erwartungen sind der Schlüssel.

Fehlender Support als Hürde

Wer allein fastet, übersieht leicht wichtige Basics. Das kann nicht nur anstrengend, sondern auch ungesund werden. Mit professioneller Begleitung wird's deutlich leichter und oft so richtig bereichernd. Die passende Methode, gute Betreuung und Austausch geben Halt und Sicherheit.

Zu schnell aufgeben

Fasten ist kein Sprint, der Körper braucht Zeit für den metabolischen Switch. Fastenkrisen wie Müdigkeit oder Kopfschmerzen sind normal. Statt zu streng zu dir zu sein: Pause gönnen, viel trinken, entspannen. Und: Vertrau dir! Mit Geduld, Ruhe und Selbstmitgefühl wirst du es meistern.

WOCHEN-CHECK 05

Bewerte die folgenden Bereiche deines Lebens am Ende der Woche. 1 ist dabei das niedrigste und 10 das größte Zufriedenheitsgefühl.

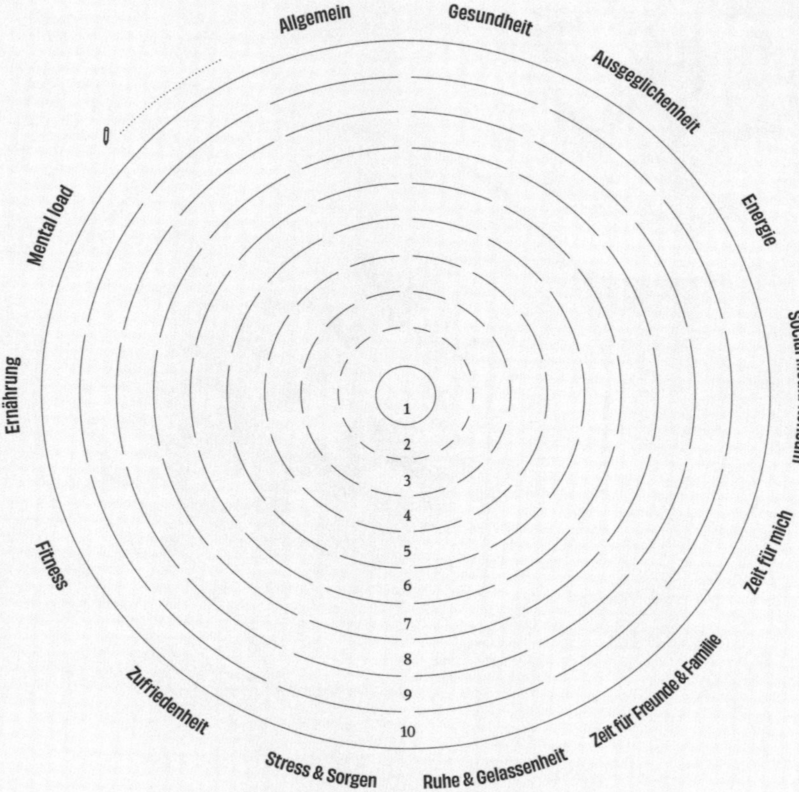

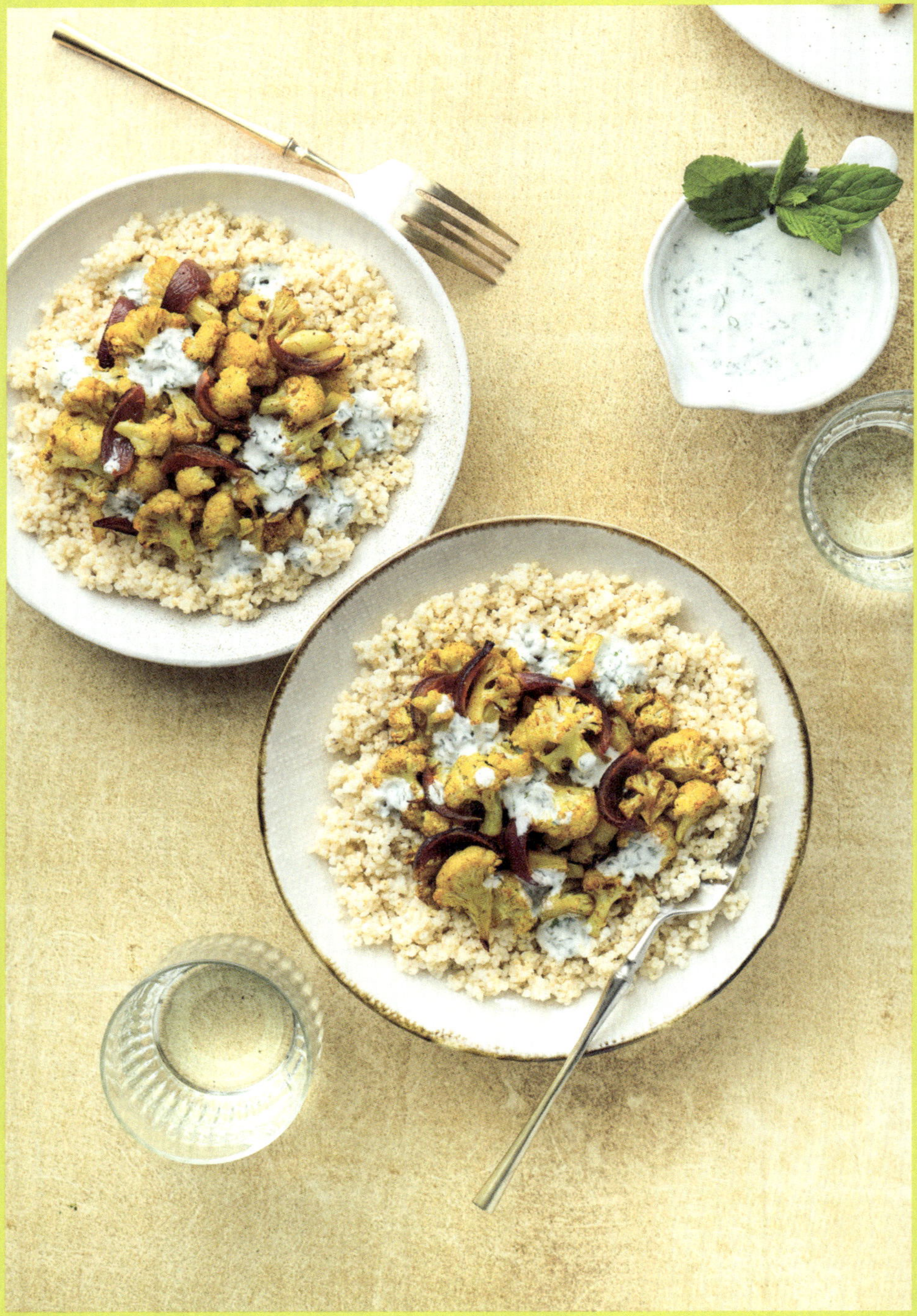

Hafersud

Für 1 Portion
500 ml Wasser
3 EL Haferflocken

Wasser und Haferflocken in einen Topf geben und zum Kochen bringen. Bei geschlossenem Deckel auf mittlerer Stufe 5–10 Minuten köcheln lassen. Dabei gelegentlich umrühren. Hafersud durch ein feines Sieb streichen, die Flüssigkeit dabei auffangen. Die Masse im Sieb entsorgen und den aufgefangenen Sud noch warm löffeln – langsam und schluckweise.

← Gebackener Blumenkohl mit Minzjoghurt

Für 2 Portionen
1 mittelgroßer Blumenkohl
1 rote Zwiebel
2 El Olivenöl
1 EL Ras el-Hanout (Gewürzmischung, alternativ Currypulver)
100 g Hirse
3 Stängel Minze
150 g Sojajoghurt
¼ TL Salz

Den Backofen auf 200 °C Ober-/Unterhitze oder 180 °C Umluft vorheizen. Den Blumenkohl waschen, die Röschen vom Strunk trennen und halbieren oder vierteln. Den Strunk würfeln. Die Zwiebel schälen und längs achteln. Das Gemüse mit dem Öl und Ras el-Hanout mischen und auf einem mit Backpapier ausgelegten Blech gleichmäßig verteilen. 25 bis 30 Minuten im Ofen backen, nach der Hälfte der Zeit einmal wenden.

Währenddessen die Hirse in einem feinen Sieb mit heißem Wasser waschen, abtropfen lassen und mit 300 ml Wasser in einem Topf aufkochen. 5 Minuten köcheln lassen, dann bei ausgeschalteter Hitze und geschlossenem Deckel auf der Platte 10 Minuten quellen lassen.

Die Minze fein hacken und mit Joghurt und Salz in einer Schale gründlich vermengen. Die Hirse auf 2 Schalen verteilen, das gebackene Gemüse darübergeben und den Joghurt darüberträufeln.

Wochenplan

Du suchst Inspiration, was du in der Entlastungswoche essen kannst? Hier findest du Ideen, in welche Richtung es gehen kann. Denke immer an die Zusammenstellung: Nichts Tierisches, wenig Fett, kein zugesetzter Zucker, möglichst leicht verdaulich.

Mittag

Blumenkohl-Spinat Curry mit Kokosmilch

Frühstück

Smoothiebowl mit Beeren

Grießbrei mit Hafermilch und Beeren

Brot mit Paprikaaufstrich und Sprossen

Klare Misosuppe mit Reis

Overnight-Oats mit Banane, Nussmus und Sojajoghurt

Grüner Smoothie z.B. mit Gurke, Babyspinat

Porridge mit Hafermilch, geriebenem Apfel und Zimt

Nudeln mit Ratatouille-Gemüse

Süßkartoffeln in Paprika-Tomatensauce

Würziges Kartoffel-Curry

Gefüllte Aubergine mit Sojajoghurt-Tahin-Dressing

Bowl mit Quinoa, Ofengemüse

Sandwich mit Gemüseaufstrich und Tempeh

Abend

Sobanudeln mit Brokkoli

Couscous-Salat mit Minze und Aprikosen

Asia-Suppe, etwa vegane Pho

Kartoffelstampf mit Gemüse

Hirse mit Möhren und Joghurt-Tahin-Dressing

Tomaten-Paprika-Suppe

Vegane Sommerrollen mit Limetten-Dip

LEVEL 5.2

Fasten – Bis(s) zum Apfel

Heilfasten nach Buchinger für Gesunde

Du willst deinem Körper mal was richtig Gutes tun? Dann ist das modifizierte Wasserfasten nach Dr. Otto Buchinger genau das Richtige für dich. Neben Wasser sind nämlich auch ungesüßte Tees, klare Gemüsebrühe und Säfte erlaubt. Diese Methode ist ein echter Klassiker und lässt sich zu Hause super umsetzen.

Ziel: Vorsorgen statt später reparieren

Geeignet für gesunde Menschen, die sich eine Pause gönnen und dem Körper beim Zell-Aufräumen unterstützen wollen. Ob fünf oder zehn Tage – du bestimmst die Dauer.

Heilfasten als Therapie

Bei bestimmten Krankheiten wird Heilfasten als Therapie genutzt. Meist 10–21 Tage in spezialisierten Kliniken. Dort läuft alles unter ärztlicher Aufsicht: Blutwerte prüfen, beobachten, individuell reagieren. Das ist wichtig, weil ein kranker Körper anders tickt. Die Verantwortung beim medizinisch betreuten Heilfasten als Therapieform liegt bei den Fastenärzt*innen.

Support für dich

Auch wenn dieses Buch eine gute Grundlage bietet, kann es vor allem beim ersten Mal sinnvoll sein, eine erfahrene Fastenleitung zur Seite zu haben. Nicht, weil etwas schiefgehen muss, sondern damit du dich gut aufgehoben fühlst und das Fasten positiv in Erinnerung bleibt. Denn: Was schiefläuft, wird oft nicht wiederholt. Und das wär schade!

Du bist Queen/King!

Fasten ist freiwillig und damit liegt auch die Verantwortung bei dir. Deine Gesundheit und Leistungsfähigkeit sind Grundvoraussetzung. Je besser dein Start, desto runder läuft's.

Kurzfassung

- → **Dauer: fünf bis zehn Tage**
- → **Für: Gesunde zur Prävention**
- → **Durchführung: Mit oder ohne Fastenleitung**
- → **Verantwortung: Liegt bei dir**
- → **Voraussetzung: Gesundheit**
- → **Ziel: Reset**

Was passiert beim Fasten?

Fasten bedeutet nicht einfach »nichts essen«. Es ist ein bewusster Prozess, der in deinem Körper aufräumt. Du wechselst vom Modus »Nahrung von außen« in den Modus »Ernährung von innen« – das nennt man Fastenstoffwechsel.

Start: System auf Reset

Alles beginnt mit der Darmentleerung. Das ist der Startpunkt für deinen Stoffwechsel. Der Blutzuckerspiegel sinkt, das Insulin fährt runter und der sogenannte metabolische Switch beginnt.

Energie aus den Speichern

Zuerst nutzt dein Körper gespeicherte Kohlenhydrate: das sogenannte Glykogen in Leber und Muskeln. Wenn du dich moderat bewegst, unterstützt du diesen Prozess. Bewegung wirkt wie ein natürlicher Beschleuniger für den Wechsel in den Fastenstoffwechsel.

Fettverbrennung und Ketone

Sobald diese Zuckerspeicher leer sind, nutzt der Körper Fett als Energiequelle. Dabei entstehen Ketonkörper. Sie liefern deinem Gehirn und deinem Körper neue Energie. Auch etwas Eiweiß wird verwertet, allerdings nur solches, das gerade nicht gebraucht wird, wie z. B. alte Enzyme. Deine Muskeln bleiben dabei stabil, wenn du sie in Bewegung hältst. »Use it or lose it«!

Regeneration und Zellpflege

Nach ca. 12–16 Stunden wird's richtig spannend. Dein Körper reguliert die Autophagie hoch – ein eingebautes Zellrecyclingsystem. Alte Zellbestandteile werden abgebaut, beschädigtes Material aussortiert und erneuert. Prozesse, die Zellalterung und Entzündungen fördern, werden dabei gedrosselt.

Fazit: Fasten ist kein Hungern. Fasten bedeutet nicht Mangel, sondern Aktivierung. Ein natürlicher Prozess, den dein Körper kennt und bei dem du ihn unterstützen kannst. Jedem Menschen stehen sichtbare und unsichtbare Reserven zur Verfügung. Der eine hat mehr, der andere weniger. Beim Fasten passt sich dein Körper einfach an. Du spielst nicht gegen ihn – du spielst mit ihm.

Ketose – der Switch von Zucker zu Fett

Sobald die Zuckervorräte (Glykogenspeicher) geleert sind, greift dein Körper immer stärker auf Fettreserven zurück. Um weiterhin Zucker (Glukose) nutzen zu können, stellt er diesen anfangs noch aus Protein (Gluconeogenese) her, doch bald läuft der Hauptteil der Energie über die Fettverbrennung. Dabei entstehen Ketonkörper – ein alternativer Brennstoff, der sogar dein zuckerliebendes Gehirn zufriedenstellt. In den ersten Tagen fühlst du dich eventuell etwas neben der Spur, das ist Teil des Switches. Sobald Ketone als Energiequelle dominieren, bist du offiziell im Fastenstoffwechsel angekommen. Dieser Zustand heißt Ketose. Ab dann läuft dein System meist stabiler, das Fasten fällt leichter.

Wie kann Fasten wirken?

Fasten aktiviert den Reparaturmodus. Der Körper sortiert aus, reguliert sich: Hoher Blutdruck sinkt, Entzündungen gehen zurück, die Stimmung hellt sich auf. Auch der Zuckerstoffwechsel stabilisiert sich und die Zellen nehmen Insulin wieder besser an. Ein stiller Prozess, der viel in Bewegung setzt.

Autophagie

BOTOX AUF ZELLEBENE OHNE SPRITZE

Autophagie ist der Selbstreinigungsmodus unserer Zellen – ein cleveres Recyclingprogramm, das inzwischen intensiv erforscht wird. Der japanische Zellbiologe Yoshinori Ohsumi erhielt dafür 2016 den Nobelpreis für Physiologie und Medizin. Heißt: Das ist kein Hokuspokus, sondern Serious Health Business. Während der Autophagie bauen Zellen defekte Bestandteile ab und erneuern sich. Das hält sie jung, funktionsfähig und kann Krankheiten vorbeugen. Auch das Immunsystem profitiert: Erreger werden erkannt und aus dem Spiel genommen: Das ist fast wie ein eingebautes Anti-Virus-Programm. Forschende vermuten, dass dieser Prozess sogar das Risiko für Erkrankungen wie Krebs, Alzheimer oder Diabetes senken könnte.

Autophagie ist also der Wartungsmodus deines Körpers, der während des Fastens besonders aktiv im Hintergrund arbeitet, damit dein System stabil läuft.

Fasten gegen Altern?

Schnipp schnapp, Gen-Ende ab

Telomere sind die Schutzkappen am Ende unserer DNA. Sie enthalten zwar keine wichtige Information. Bei jeder Zellteilung werden sie aber kürzer. Irgendwann trifft's die Gene selbst und das beschleunigt das Altern.

Was ist dieses »Altern«?

Altern ist das Ergebnis vieler kleiner Zellschäden durch freie Radikale. Die wiederum entstehen durch UV-Strahlung, Stress, Schadstoffe & Co. Unser Körper hat Reparaturtools am Start, aber auch die machen Fehler. Je älter wir werden, desto wahrscheinlicher, dass mal ein Genfehler (Genmutation) vorkommt.

NAD & Sirtuine – das Dreamteam

Fasten aktiviert möglicherweise Sirtuine. Das sind Enzyme, die wie kleine Zellretter wirken und Autophagie, Zellreparatur sowie Fettverbrennung pushen. Voraussetzung: genug NAD, ein Coenzym, das Fasten ebenfalls ankurbelt. Je mehr NAD, desto aktiver deine »Slow-Aging-Gene«.

Zucker macht alt?

AGEs (Advanced Glycation Endproducts) sind unlösliche Zucker-Proteinverbindungen, die vor allem durch einen hohen Zuckerkonsum entstehen. Sie stressen deine Zellen und machen alt. Studien, die bisher nur mit Tieren gemacht wurden, zeigen: Fasten senkt den Blutzucker und bremst die AGE-Produktion.

Autophagie = Zellputz

Beim Fasten wird die körpereigene Qualitätskontrolle hoch reguliert: Autophagie entsorgt alte Zellteile. Im Alter nimmt auch die Autophagie ab. Doch Studien weisen darauf hin, dass Fasten Alterungsprozesse verlangsamt.

Fazit: Reset statt Rost

Alterung ist wie Rosten, und Fasten wirkt wie Rostschutz. Weniger Entzündungen, bessere Zellpflege, mehr Energie, längere Lebensdauer (zumindest in Studien). Fasten steht nicht für »ewige Jugend«, sondern »slow aging« mit dem Ziel, gesund zu altern. Ein smarter Move gegen vorschnellen Zellverschleiß.

Pro Slow Aging

Fastenphasen

Du fastest und dein Körper startet sein eigenes Abenteuer. Energie von innen, Zellreinigung, Switch in den Fastenmodus. Was dabei wirklich passiert, wie du dich fühlst und warum sich das alles lohnt – hier kommt deine Roadmap.

01

Tag 1

Beim Fasten nutzt dein Körper seine eigenen Energiereserven. Vitamine und Mineralstoffe erhältst du über Säfte und Brühe. Bewegung hilft, schneller vom Zucker- in den Fastenstoffwechsel zu wechseln.

02

Tag 2

Sind die Zuckerspeicher leer, greift der Körper auf Eiweiß zurück. In Leber und Nieren wird daraus neue Glukose gebildet – das nennt man Gluconeogenese. Kostbare Muskeln werden verschont, wenn du sie moderat aktivierst. Der Körper nutzt jetzt z. B. Verdauungsenzyme als Energiequelle. Diese Umstellung kann müde machen. Gleichzeitig läuft die Autophagie: Zellen recyceln, was nicht mehr gebraucht wird, und gewinnen daraus sogar Energie.

03

Tag 3

Eiweiß liefert noch Energie, aber auch die Fettreserven kommen immer mehr ins Spiel. Du hast vielleicht schon Gewicht verloren, meist aber Wasser, das beim Abbau von Glykogen und Eiweiß frei wird. Weniger Salz heißt: mehr Flüssigkeit raus, Blutdruck runter. Das stresst kurz, hilft aber beim Umschalten. Parallel steigen Wachstums- und Regenerationshormone. Die Tage 1 bis 3 sind die herausforderndsten. Aber: Dein Körper geht jetzt in den nächsten Modus.

Tag 4

04

Der Körper switcht um: Er holt sich Energie jetzt direkt aus dem Fett und produziert Ketone, die dein Gehirn als neuen Treibstoff nutzt. Das Hormon STH (Somatotrophes Hormon) schützt dabei deine Muskeln und fördert gezielt die Fettverbrennung. Du hast den Fastenstoffwechsel erreicht.

Tag 5

05

Der Parasympathikus wird vermehrt aktiviert, du entspannst dich. Glückshormone wie Serotonin werden ausgeschüttet – das Fastenhoch kann einsetzen. Vielleicht spürst du schon: Es wird leichter, du fühlst dich wohler.

Tag 6

06

Durch die Ketonkörperbildung sammeln sich saure Stoffwechselprodukte und Harnsäure im Gewebe. Um eine Übersäuerung zu vermeiden, hilft der Körper über die Nieren nach. Viel trinken ist jetzt besonders wichtig, um diese Stoffe auszuscheiden.

Tag 7

07

Dein Körper läuft stabil im Fastenmodus. Blutzucker, Blutfette und Blutdruck sinken. Entzündungen nehmen ab, schädliche Eiweiß-Zuckerverbindungen werden abgebaut.

Let the Fasten begin

Der Fastenstart beginnt klassisch mit dem »Glauberzauber«, dem Abführen mit Glaubersalz. Keine Sorge: Die Vorstellung von schmerzhaftem Durchfall ist meist schlimmer als die Realität. Die kräftige Darmentleerung sorgt dafür, dass dein Körper noch einfacher in den Fastenmodus switchen kann.

Nahrungsreste, die sonst im Darm verbleiben würden, werden entfernt. Das reduziert die typischen »Oh-No«s wie Kopfschmerzen, Hungergefühl oder Schlappheit. Auch regelmäßige Einläufe während des Fastens können die Umstellung erleichtern und sich positiv auf Haut und Stimmung auswirken.

Warum sich der »Zauber« lohnt

Da der Magen-Darm-Trakt entleeert wurde, sinken Blutzucker und Insulinspiegel, während Glucagon und Adrenalin steigen. So wird dein Körper angeregt, auf Fettverbrennung umzuschalten. Je leerer die Glykogenspeicher, desto schneller beginnt der Fastenstoffwechsel. Bewegung am ersten Tag verstärkt diesen Effekt.

Salz ist nicht gleich Salz

Glaubersalz (Natriumsulfat) ist der Klassiker zum Fastenstart. Es triggert die Darmentleerung schnell und effektiv. Bittersalz (Magnesiumsulfat) wirkt ähnlich, aber sanfter. Kochsalz brauchst du für deinen Mineralstoffhaushalt, deshalb gehören Brühen fest zur Fastenroutine. Und Basensalz ist super als Selfcare-Ritual: als Bad, Fußbad oder sanftes Peeling.

Glaubern will geübt sein

Wichtig: Trink vorher und am Glaubertag genug! Die Lösung (Salz + Wasser) ist nicht lecker – Zitrone hilft, Nase zuhalten auch. Trinke langsam, auch wenn es dir schwer fällt, und nicht auf Ex, sonst droht Übelkeit. Empfindlicher Darm? Dann sind Bittersalz oder Sauerkrautsaft die bessere Wahl.

Abwarten und bewegen

Danach: Bewegen, nicht stillsitzen und verkrampft warten. Eine Runde durch die Wohnung, Treppen steigen oder sanftes Yoga können helfen. Die Wirkung kommt, manchmal nach 30 Minuten, manchmal erst nach Stunden.

Dein Fasten, dein Startknopf

Ob du dein Fasten mit dem Glauberzauber einleitest, entscheidest du. Für viele macht der Startschuss einen echten Unterschied. Manche steigen ohne ein.

01 Easy clean – dein Weg

Glaubersalz ist nicht dein Ding? Kein Problem! Es gibt Alternativen: Sauerkrautsaft (ca. 500 ml), Pflaumensaft (ca. 250 ml) oder ein Einlauf. Sanfter, aber trotzdem effektiv.

02 Timing is key

Plane deinen Glauberzauber an einem ruhigen Tag ohne Termine, ohne Stress. Dein Darm braucht jetzt Zeit zum »Loslassen«. Und du die Nähe zur Toilette.

03 Wenn nichts passiert

Glaubersalz ohne Wirkung? Mögliche Gründe: zu wenig getrunken, falsche Dosierung oder du chillst passiv auf der Klobrille. Beweg dich nach der Einnahme. Yoga, Spaziergang (Klo in Reichweite!) helfen oft. Bitte nicht noch mehr Salz, lieber Einlauf.

04 Dosieren like a Pro

Die richtige Glaubersalz-Dosierung ist individuell. Sie hängt unter anderem vom Gewicht, Kreislauf und Trinkverhalten ab. Lass dich in der Apotheke beraten. Das gibt Sicherheit für deinen Fastenstart und beugt Fehlern vor.

05 Übelkeit? Everybody stay calm

Wenn dir schlecht wird, war die Lösung eventuell zu konzentriert oder du hast zu schnell getrunken. Gönn dir 20 Minuten zum Trinken, gern mit Zitronensaft oder Nase-zu-Trick. Halte einen Schluck Saft für danach parat.

06 Elektrolyte im Gleichgewicht

Glaubersalz bringt nicht gleich dein System ins Wanken. Wenn du gesund bist und nur 1 – 2 Mal im Jahr fastest, ist das okay für deinen Körper.

Fastenverpflegung

Fastenverpflegung klingt erstmal oldschool, ist aber dein Support-System für die ganze Fastenzeit. Wasser, Tee, Brühe, Saft, das sind alle wichtigen Getränke, die du während deiner Fastenzeit brauchst. Mehr ist nicht nötig, um stabil durch alle Phasen zu kommen. Entscheidend ist die Menge: 2,5 bis 3 Liter täglich halten deinen Stoffwechsel (und den Kreislauf!) auf Kurs. Am besten greifst du zu stillem Wasser und ungesüßtem Kräutertee.

Add something sweet

Zusätzlich sollten etwa je 250 Milliliter Gemüsebrühe und 250 ml Obstsaft auf deinem täglichen Getränkeplan stehen. Am besten langsam in kleinen Schlucken trinken. Brühe und Saft bringen Mineralstoffe ins Spiel und halten dich gut versorgt. Bei Kreislaufproblemen hilft ein halber Teelöffel Honig oder Agavendicksaft im Tee. Deine roten Blutkörperchen brauchen Glukose, sie nutzen keine Ketonkörper. Die 500-Kalorien-Grenze stammt aus der klassischen Buchinger-Methode. Sie gilt als Orientierung: Solange du unter diesem Wert bleibst, bleibt dein Körper im Fastenstoffwechsel und schaltet nicht auf Normalbetrieb zurück.

Eingebautes Backup

Bei einem siebentägigen Heilfasten nach Buchinger erhält dein Körper über Säfte und Gemüsebrühe täglich wichtige Nährstoffe. Zusätzlich greift er auf eigene Vitamin- und Mineralstoffreserven zurück – vorausgesetzt, du hast dich vorher ausgewogen ernährt. Eine Unterversorgung musst du daher nicht befürchten.

Dein Tee-1x1

Tee ist mehr als nur heißes Wasser mit Geschmack. Im Fasten ist er Support und Ritual zugleich. Hier kommt dein Quick-Guide. Achte bei jeder Sorte auf die richtige Dosierung und Zubereitung, und setze auf gute Qualität. Viele Apotheken mischen dir individuelle Tees. Lass dich dort gern beraten.

Wärmende Tees

Zimt, Ingwer oder Pfeffer sorgen für angenehme Wärme von innen. Schmecken mit frisch aufgebrühtem Ingwer, Zimtstangen oder Pfefferkörnern.

Herz- und kreislaufanregend

Rosmarin, Weißdornblätter mit Blüten und Ingwer wirken anregend auf Herz und Kreislauf – perfekt, wenn dein System einen kleinen Push braucht.

Ruhe- und entspannungsfördernd

Kamille, Hopfen, Lavendel, Johanniskraut, Baldrian, Zitronenmelisse und Passionsblumenkraut fördern Ruhe und Entspannung – ideal, wenn dein System runterfahren und regenerieren soll.

Hautreinigend

Holunderblüte, Hagebutte, Fenchel, Anis, Gänseblümchen, Birkenblätter, Lindenblüten, Salbei, Mädesüßblüten und Stiefmütterchen unterstützen die Hautreinigung sanft von innen heraus.

Atmungsunterstützend

Birkenblätter, Eibisch, Fenchel, Spitzwegerich, Huflattich, Thymian, Sternanis und Süßholz unterstützen deine Atmungsorgane und wirken wohltuend.

Entblähend

Anis, Kümmel, Fenchel, Sternanis, Zitronenmelisse, Salbei, Schafgarbe, Taubnessel und Kamille wirken entblähend und beruhigen den Bauch.

Harntreibend

Brennnessel, Goldrutenblüten, Birkenblätter und Zinnkraut wirken harntreibend. Sie unterstützen die Nieren, fördern die Ausscheidung und helfen dabei, Stoffwechselreste auszuleiten.

Leber und Galle anregend

Mariendistelsamen, Wegwarte, Löwenzahn, Wermut, Schafgarbe, Ingwer und Rosmarin regen Leber und Galle an und unterstützen so die natürliche Entgiftung.

So geht Fasten

Tag 1

Fastenstart

Morgens:
Bewegung, Kräutertee oder Obstsaft

↓

Vormittags:
Abführen (z. B. Glaubersalz), dann leichte Bewegung in Toilettennähe

↓

Mittags:
250 ml Gemüsebrühe, Leberwickel, Ruhe/Mittagsschlaf

↓

Nachmittags:
Kräutertee, Spaziergang

↓

Abends:
Wasser, Kräutertee, 250 ml Obst- oder Gemüsesaft

Ab Tag 2

Deine Struktur für die nächste Zeit

Morgens:
Bürstenmassage im/am Bett, Bewegung, Tee oder etwas Saft

↓

Vormittags:
Leichte Bewegung, viel trinken

↓

Mittags:
Brühe, Leberwickel, Ruhe

↓

Nachmittags:
Tee & Spaziergang

↓

Abends:
Flüssigkeit wie an Tag 1, kein Abführen mehr nötig

Fastengetränke pro Tag

Wasser (Quell-/Mineralwasser): mindestens 2 Liter
Kräutertees (ungesüßt): unbegrenzt
Gemüsebrühe oder -saft: 250 ml
Obstsaft (100% Direktsaft, verdünnt): 250 ml
Gesamte Trinkmenge: mind. 2,5 Liter

WOCHEN-CHECK 06

Bewerte die folgenden Bereiche deines Lebens am Ende der Woche. 1 ist dabei das niedrigste und 10 das größte Zufriedenheitsgefühl.

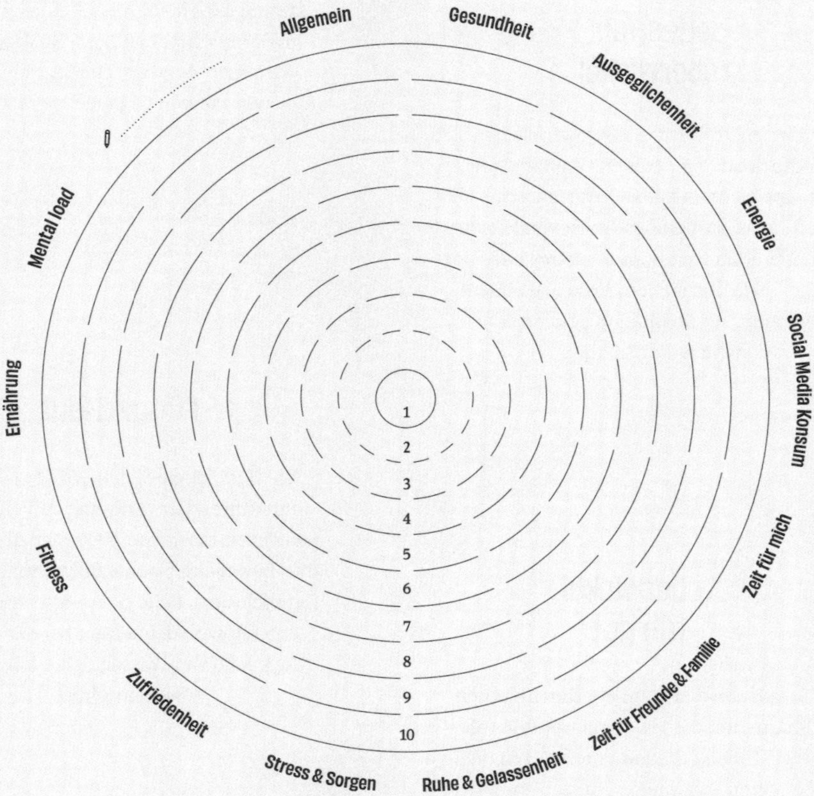

Dein Support-System

Atem-übungen

Beim Fasten atmest du einen Teil der Ketonkörper aus. Und ja, das sorgt für den typischen Aceton-Fasten-Atem. Tiefe Atmung hilft beim Ausscheiden, besonders an der frischen Luft beim Spaziergang im Grünen. Übrigens: Tiefe Atmung dient den inneren Organen als Massage.

Jeden Tag: Leberwickel

How to: Ein feuchtwarmes, ausgewrungenes kleines Handtuch auf den rechten Oberbauch legen, darüber eine nicht zu heiße(!) Wärmflasche, alles umwickelt mit einem großen trockenen Handtuch. 30 Minuten Ruhe, am besten mittags nach der Brühe. Viele nutzen den Wickel zu einem Powernap, zur Meditation oder zu entspannender Lektüre.

Für die Haut

Die Haut ist eines deiner Detox-Organe und während des Fastens auf Vollbetrieb. Schwitzen, Ausleiten, Zellerneuerung: Alles läuft. Bewegung, Sauna, Bürstenmassagen (in Herzrichtung), kalte Güsse oder frische Luft unterstützen deine Haut bei der Arbeit. Achte auf viel Wasser, deine Pflege und Sonnenschutz.

Leberwickel tun gut

Ein Leberwickel kann die Durchblutung fördern und die Leber in ihrer Rolle als Energie-Umbau-Station unterstützen. Viele berichten von innerer Ruhe, besserem Schlaf und mehr Wohlbefinden. Wärme wirkt: nicht nur körperlich, sondern auch seelisch.

Basenbad: Warme Pflege für die Haut

Du brauchst: dermatologisch getestetes Basenbadesalz ohne Duftstoffe, am besten vegan (wird bei sensibler Haut, etwa bei Neurodermitis, oft besser vertragen). Viele empfinden Basenbäder während des Fastens als wohltuend. Sie können die Haut beruhigen, zur Entspannung beitragen und sind ein schönes Ritual für dich und deinen Körper. Wichtig: mindestens 30 Minuten baden und anschließend milde Pflege. Mein Tipp: Podcast an, Badezeit genießen.

Basenbad: So geht's

Je mehr Hautfläche unter Wasser, desto besser. Temperatur: rund 36 °C, nicht zu heiß. Salz nach Packungsanleitung dosieren. Bade 30–120 Minuten, reibe gern alle 10–15 Minuten die Haut mit einem Schwamm ab. Das regt Kreislauf und Durchblutung an und entspannt spürbar. Danach Haut abtupfen oder trocknen lassen.

Basenbad: Fuß-Edition

Ein Gefäß wählen, Wasser auf rund 36 °C temperieren, Salz nach Anleitung dosieren. Wird's kalt? Warmes Wasser nachgießen! Alle 10–15 Minuten die Füße bürsten. Tipp: Netflix an oder Buch raus und 30–60 Minuten genießen.

für den Fastenmodus

Fasten und Bewegung – geht das zusammen?

Ohne Essen keine Energie? Klingt logisch, ist aber ein Mythos. Unser Körper ist evolutionär darauf programmiert, sich auch ohne Nahrungszufuhr zu bewegen. Jagen kam schließlich vor dem Essen. Heute jagen wir maximal Sonderangebote, echte Hungerphasen kennt unser Stoffwechsel kaum noch.

»Die einzige längere Essenspause, die wir regelmäßig einlegen, ist die über Nacht. Dabei greifen wir so gut wie nie auf unsere körpereigenen Reserven zurück. Viele Fachleute sprechen heute von ›metabolischer Flexibilität‹ also der Fähigkeit deines Körpers, flexibel zwischen verschiedenen Energiequellen umzuschalten. Der Stoffwechsel wird resilienter.« *Laura Junge*

Wer sich während des Fastens moderat bewegt, unterstützt seinen Körper auf mehreren Ebenen: Kreislauf stabilisieren, Muskeln erhalten, Stimmung heben. Bewegung pusht nicht nur deinen Körper, sondern auch deine Laune. Sport kann von anstrengenden Gedanken und Appetit ablenken. Und er beschleunigt den »metabolischen Switch«, also den Moment, in dem dein Körper in den Fettstoffwechsel (Ketose) umschaltet.
Wer also denkt, dass man sich's auf dem Sofa gemütlich machen kann und dann alle positiven Effekte des Fastens abstaubt, den muss ich leider enttäuschen. Wer sich bewegt, fastet besser – körperlich wie mental.

Fasten 3, 2, 1 … Muskeln weg?

Der Mythos, dass Fasten Muskeln frisst oder das Herz schwächt, hält sich hartnäckig. Eine kontrollierte Studie mit gesunden Männern an der Charité Berlin zeigt ein anderes Bild. Eine reduzierte Kalorienaufnahme bei gleichzeitiger körperlicher Aktivität (Wandern oder leichtes Training) führte nicht zum Abbau von Muskelkraft, im Gegenteil. Bei manchen Teilnehmern stieg sie sogar. Das zeigt: Unser Körper ist anpassungsfähiger als viele denken.
Es gilt: Der Körper nutzt, was aktiv gebraucht wird – »use it or lose it«. Bewegung sendet das Signal: Diese Muskeln werden gebraucht. Schon kleine Reize wie Spaziergänge oder ein paar Kniebeugen reichen, um die Strukturen zu aktivieren. Geringe Verluste sind möglich, doch der Körper greift zuerst auf andere Eiweißquellen wie z. B. Verdauungsenzyme zurück.

Sport-Level-Check: Welche Bewegung passt zu dir?

Wichtig ist: Setze auf Bewegung mit *low intensity*. Eher nicht auf Hardcore-HIIT. Stattdessen: Spazieren, Yoga, Walken, Wandern, Schwimmen, Radfahren. Auch moderates Krafttraining geht klar – je nach Fitnesslevel.
Und falls es mal nicht läuft? Kein Drama. Fasten ist kein Performance-Contest. Höre auf deinen Körper. Schwarz vor Augen heißt: Pause drücken.

**Tipp: Stell dir deinen eigenen Fasten-Bewegungsplan zusammen.
Nicht perfekt, sondern passend.**

Motivation, wo bleibst du?

Große Vorsätze wie »eine Stunde Joggen« wirken schnell abschreckend. Viel leichter: 15 Minuten um den Block. Das geht immer, und oft geht es dann noch weiter. Kleine Schritte schlagen große Hürden.

Der Türrahmen-Trick

Ein wirklich guter Tipp, den ich selbst mal bekommen habe: Eine Kniebeuge oder ein Liegestütz für jedes Mal, wenn du durch eine bestimmte Tür in deiner Wohnung gehst. Ein einfacher Trick, mit dem Bewegung erst easy integriert und dann zur Gewohnheit wird.

Verbindlichkeit leicht gemacht

Sporthose morgens anziehen, ein Buddy-Date ausmachen oder ein kleines Ziel setzen. Diese kleine Verbindlichkeit kann schon die nötige Motivation bieten.

Warum schon kleine Bewegungen im Alltag wichtig sind

Schon kleine Sport-Snacks im Alltag machen viel aus: 15 Minuten gehen, im Einbeinstand Zähne putzen oder ein kleiner, aber feiner Treppenhaussprint. Es zählt, was du regelmäßig machst. Klein starten, dranbleiben, Freude(!) finden. Post-Its, die in der Wohnung als Erinnerung verteilt sind, wirken als Motivation und Denkanstoß. Machen ist wie planen, nur krasser.

Fastenabbruch – eine Schande?

Nicht jede Fastenzeit fühlt sich an wie ein glitzernder Regenbogen im Sonnenschein. Auch wenn du motiviert gestartet bist, kann der Moment kommen, an dem du denkst: »Ich pack das nicht mehr.« Das ist okay. Zu Beginn reagiert der Körper oft mit Stress: Keine Energie mehr von außen? Alarmmodus an. In den ersten Fastentagen ist die Grenze zwischen Disziplin und Qual sehr schmal. Schaue genau hin, auf welcher Seite du stehst. Willst du weitermachen? Dann kommen hier deine
Motivationshelfer.

»Wer nur fastet, um schnell 'ein paar Pfunde' abzunehmen, der erhöht das Risiko, es nicht zu schaffen.«

WOCHENINSPIRATION

01 Die schwierigen ersten drei Tage

Müdigkeit, Kreislauf, Sternchen vor den Augen: Viele verwechseln normale Fastenreaktionen mit echten Alarmzeichen. Dein Stoffwechsel stellt sich um. Gib ihm Zeit. Und dir auch. Es ist okay, wenn's anfangs holpert. Das geht auch Profis so.

02 Fastenkrisen & Tools

Fastenkrisen können, müssen aber nicht kommen. Die SOS-Liste hilft in den meisten Fällen. Ich habe schon oft erlebt, wie ein Tee mit Honig oder eine salzige Brühe plötzlich Wunder wirkten. Erst alles testen, dann weitersehen.

03 Gedanken lenken

Gedanken ans Essen lösen echten Hunger aus. Fokus switchen: Du hast gerade Zeit für dich, Regeneration, Zellreparatur! Lenke dich ab: mit Tee, Brühe, Bewegung, Schreiben, Kreativem. Erinnere dich an dein starkes »Warum«!

04 Abbruch ja oder nein?

Wenn es sich für dich nach der krassesten Qual anfühlt, ist es aktuell nicht das Richtige. Wenn es sich einfach nur unbequem anfühlt, dich herausfordert oder du einfach Essen vermisst, dann prüft dich gerade das Dreamteam Wille, Motivation und Disziplin.

05 Abgebrochen: Sei nett zu dir

Getreu dem Motto »Nicht gescheitert – nur gelauscht, was mein Körper braucht.« Du hast viel gelernt und es bis hierher super gemacht. Kein Scheitern. Beim nächsten Mal weißt du besser, was du brauchst (Ruhe, Begleitung, Ortswechsel ...). Und heute: Sei dir der/die Freund:in, den/die du jetzt brauchst.

06 Fasten Over. Und jetzt?

Nach dem Fasten ist vor dem Aufbau. Jetzt kommen die Aufbautage. Sie tun Körper und Darm richtig gut. Freu dich darauf, dass du einige Effekte, die du bisher mitgenommen hast, dadurch verlängern kannst.

Pinke Fastenbrühe aus Rote Bete und Möhren

Für etwa 1,2 Liter

200 g Knollensellerie
200 g rote Bete
200 g Karotte
1 Bund Petersilie
1,5 l Wasser
1 Lorbeerblatt
1 Prise Salz

Den Sellerie, die Rote Bete und die Karotten gründlich waschen und in grobe Stücke schneiden. Die Petersilie waschen, die Blättchen abzupfen und die Stängel klein schneiden.

Die Sellerie-, Rote-Bete- und Möhrenstücke mit den Petersilienstängeln in einen Topf geben. Wasser in einem Wasserkocher aufkochen lassen. Dann über das Gemüse geben, das Lorbeerblatt hinzufügen und alles einmal aufkochen.

Anschließend 30 Minuten bei kleiner Hitze offen köcheln lassen. Inzwischen die Petersilienblättchen fein hacken und beiseitelegen.

Die Brühe durch ein Sieb abseihen, ein wenig salzen, über den Tag verteilt heiß trinken oder löffeln und zum Servieren Petersilie darüber streuen.

Asia Fastenbrühe – aus Fenchel und Ingwer

Für etwa 1,2 Liter

200 g Fenchel
200 g Lauch
400 g Karotte
1 daumengroßes Stück Ingwer
1,5 l Wasser
1 kleiner Bund frischer Koriander nach Belieben
Schnittlauch
1 Prise Salz

Den Fenchel, den Lauch, die Karotten und den Ingwer gründlich waschen, in grobe Stücke schneiden und in einen Topf geben. Wasser in einem Wasserkocher aufkochen lassen, über das Gemüse geben und alles einmal aufkochen lassen.

Anschließend 30 Minuten bei kleiner Hitze offen köcheln lassen. In der Zwischenzeit die Korianderstängel waschen, trocken schütteln, Blättchen abzupfen, fein hacken und beiseitelegen.

Die Brühe durch ein Sieb abseihen, ein wenig salzen, über den Tag verteilt heiß trinken oder löffeln und zum Servieren nach Belieben mit Koriander bestreuen.

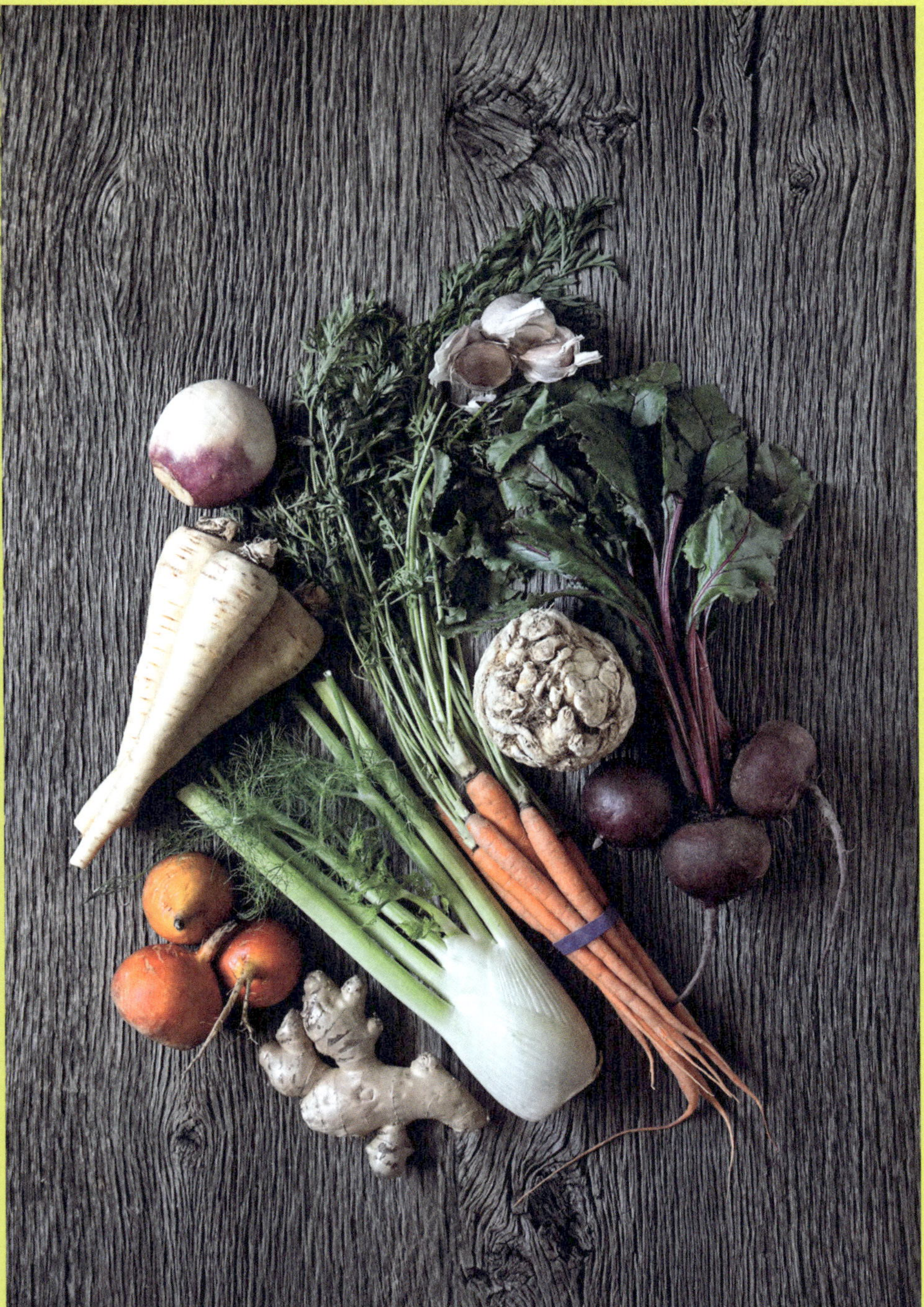

LEVEL 5.3

Mein Körper: Dachte schon, du bist mir entfolgt.

Dein Fastenbrechen

Das Fastenbrechen – auch »Abfasten« genannt – ist der feierliche Abschluss deiner Fastenzeit. Du hast es geschafft, für einen festgelegten Zeitraum freiwillig auf Nahrung zu verzichten. Du darfst mehr als stolz auf dich sein: auf deine Erfahrung, deinen gestärkten Willen, auf die Verbindung zu dir selbst. Du gehörst jetzt zu einer besonderen Gruppe von Menschen, die das Fasten bewusst erlebt haben.

Gerade jetzt, wo du dich leicht, klar und energiegeladen fühlst, ist der ideale Moment, das Fasten zu beenden. Im Hochgefühl zu brechen, gibt dir die nötige Motivation für die kommenden Aufbautage.

Mit dem Fasten hast du dein vorheriges Essverhalten unterbrochen. Jetzt kannst du es mit Abstand betrachten, erkennen, was dir guttut und alte Muster durchbrechen. Dein Körper weiß nun wieder, wie sich echter Hunger anfühlt. Das ist deine Chance für einen Neustart.

Von Null auf Apfel

Fastenbrechen wird traditionell mit einem Apfel gefeiert – roh oder gedünstet. Er schärft durch intensives Kauen deine Sinne, regt Verdauung und Bewusstsein an. Alternativ eignet sich eine kleine gedämpfte Kartoffel. Verträgst du keinen Apfel, nimm einfach eine Birne. Und bitte nicht würzen. Du wirst sehen, wie intensiv dieser erste Bissen schmecken wird. Und etwas Geduld für Öle: Diese kommen erst in den Aufbautagen wieder zum Einsatz. Die Fettverdauung braucht ein wenig, um wieder in Gang zu kommen.

Gestalte dein Fastenbrechen bewusst. Kaufe deine Lebensmittel ganz gezielt. Schaffe dir eine schöne Atmosphäre: Kerze, Lieblingsgeschirr, Stille. Fühle, rieche, betrachte dein Essen, bevor du es genießt. Lass dir Zeit. Kauen, schmecken, dankbar sein – das ist der erste Schritt in deinen neuen Alltag.

Tipp: Lass dich vom ersten Appetit nicht überrollen – langsam starten!

Dein Fastenbrechen – Quick Guide

- → **Zeitpunkt: klassisch morgens oder mittags mit Apfel, abends mit gedünsteter Kartoffel**
- → **Wie viel? Als Mahlzeit darf ein Apfel gegessen werden. Ansonsten weiter reichlich trinken.**
- → **Zubereitung: keine Gewürze, kein Öl, gedämpft oder roh**
- → **Achtsamkeit: riechen, tasten, schauen – erst dann essen**

Aufbauphase

Wenn du hier ankommst, hast du den Fastenmodus gemeistert und die Aufbauphase beginnt. Dein Körper stellt sich Stück für Stück wieder auf externe Energiequellen um. Verdauung, Eiweißbildung, Energiespeicher: Alles fährt langsam wieder hoch.

01

Tag 1

Die Verdauung nimmt durch feste Nahrung und Ballaststoffe langsam wieder Fahrt auf. Dein Körper stellt schrittweise auf seinen gewohnten Stoffwechsel um: Glukose (Zucker) wird zur Hauptenergiequelle, Fette bleiben ergänzend im Spiel. Die Enzyme starten ihr Comeback und auch die Verdauungssäfte laufen wieder an.

Tag 2

Dein Körper setzt jetzt voll auf Muskel-Upgrade: Durch die eiweißreiche Nahrung startet eine starke Neubildung von Proteinen – vergleichbar mit dem, was sonst nur bei wachsenden Teenagern passiert. Kein Stress, wenn du dabei Gewicht zulegst. Du speicherst wieder Glukose, und die bringt Wasser mit in den Körper. Die Zahl auf der Waage zeigt vor allem: Die Hydration läuft.

02

Tag 3

Dein Körper nutzt die neue Energie jetzt clever: Er füllt seine Glukosespeicher und baut wichtige Eiweißstrukturen wieder auf. Eine ausgewogene Ernährung mit vielen Nährstoffen ist jetzt der Schlüssel. Wenn du dich schlapp fühlst, ist das ganz normal. Die Verdauung zieht wieder mehr Energie, und dein System muss sich an den neuen Modus gewöhnen. Gönn dir ruhig ein wenig Ruhe.

03

04

Tag 4

Dein Körper kehrt langsam zurück zur Außenversorgung. Die Produktion von Ketonkörpern fährt runter, der Normalmodus läuft wieder an. Damit du langfristig vom Fasten profitierst und du deinen Verdauungstrakt nicht überforderst, braucht es jetzt Feingefühl: ausgewogen essen, langsam kauen, iss nur so viel, wie du benötigst, um satt zu sein. Bleib achtsam!

Aufbautage

Unser Körper kann zwischen verschiedenen Programmen switchen. Nach dem Fasten stellt er sich langsam wieder von »Energie aus inneren Speichern« zurück auf »Energie von außen« um – sprich: vom Fastenmodus zurück auf den Essensmodus.

Diese Rückschaltung dauert nicht zwingend länger, aber fühlt sich oft intensiver an. Während des Fastens hat dein Körper viele Funktionen auf Sparflamme gestellt, z. B. die Bildung von Verdauungsenzymen. Mit dem Fastenbrechen fährt dein System Schritt für Schritt wieder hoch. Wer jetzt zu schnell auf normale Kost wechselt, riskiert unnötigen Stress für den Körper, von Bauchgrummeln bis Verdauungsbeschwerden. Genau deshalb ist der behutsame Aufbau so wichtig: Er ist deine sanfte Landung zurück in den Essensalltag.

Ernährungs-Programm

Nahrung → Verdauung → Stoffwechsel → Ausscheidung

Fasten-Programm

Energiereserve → Innere Verdauung → Stoffwechsel → Ausscheidung

Dein Fasten-Finish: Die Aufbautage als Finale

Herzlichen Glückwunsch: Die größte Etappe liegt hinter dir! Doch das Fasten ist erst mit dem letzten Aufbautag wirklich abgeschlossen. Diese Tage sind deine Chance, die positiven Effekte zu verlängern und sanft im Alltag zu landen.

Sie helfen Körper, Geist und Seele, sich wieder an feste Nahrung zu gewöhnen und neue Gewohnheiten zu verankern.

Als Faustformel gilt: Die Zahl der Aufbautage beträgt rund ein Drittel der Fastentage.

Bei fünf Fastentagen:
mindestens zwei Aufbautage

Bei sieben Fastentagen:
mindestens drei Aufbautage

Das Ziel dieser Phase ist es, den Körper wieder an die Aufnahme fester Nahrung zu gewöhnen. Wer nach dem Fasten zu schnell wieder in seiner alten Ernährung und in seinen alten Gewohnheiten angekommen ist, verspielt den langfristigen Erfolg der Kur.

FAQ-Aufbautage

Fasten ist wie ein Reset-Knopf für Körper und Kopf: Du räumst auf, tankst neue Energie und hast jetzt die Chance, echte Veränderungen zu starten. Die Aufbautage sind der Moment, in dem du dein neues System bewusst hochfährst. Du festigst neue Gewohnheiten, stärkst weiter deine Willenskraft und verankerst das, was dir wirklich guttut. Ja, der Übergang kann herausfordernd sein, aber auch unglaublich kraftvoll.

Wie esse ich eigentlich mein Essen?

Langsam, achtsam, mit Genuss. Kaue gründlich, nimm kleine Portionen und hör auf, wenn du satt bist – nicht, wenn der Teller leer ist. Lerne zu unterscheiden: Ist das echter Hunger oder nur Lust?

Was esse ich jetzt?

Setz auf leicht Verdauliches: Obst, Gemüse, am besten schonend gegart. Lass tierische Produkte in den ersten Tagen noch weg – dein System fährt gerade erst wieder hoch.

Was und wie viel trinken?

Trinke weiterhin reichlich, dein Körper braucht jetzt Flüssigkeit, um die Verdauung wieder in Gang zu bringen und Wasser einzulagern. Auch deine Glykogenspeicher füllen sich langsam wieder und das geht nur mit genug Wasser im System.

Und was ist mit den Fastenritualen?

Bleib dran! Bewegung, Entspannung, Leberwickel & Co. tun dir nicht nur beim Fasten gut. Behalte sie in den Aufbautagen noch bei und nimm mit, was dir guttut. So wird aus einem Ritual vielleicht bald eine echte Routine.

Jojo-Effekt? Keine Sorge!

Der Gewichtsverlust beim Fasten ist ein netter Nebeneffekt, keine Diät. In den Aufbautagen nimmst du leicht 0,5 bis 1,5 kg zu. Das liegt am gefüllten Darm, der Wasserbindung und dem Aufbau von Glukose- und Eiweißspeichern. Kein Fett. Bleib achtsam und gelassen. Wenn du nach dem Fasten abnehmen möchtest, hilft dir eine Ernährungsumstellung in Kombination mit Bewegung langfristig.

Wenn's in den Aufbautagen mal schwerfällt

Dein Körper stellt sich gerade neu ein, da sind Kreislaufschwankungen, Müdigkeit oder ein träger Darm ganz normal. Gönn dir Ruhe, nutze die SOS-Tipps und bleib gelassen.

SOS für den Darm

Wenn du nach ein paar Tagen noch nicht auf die Toilette konntest, hilft oft schon ein sanfter Impuls: Achte auf ballaststoffreiche, gut verträgliche Lebensmittel, trinke 2–3 Liter täglich, starte mit warmem Wasser oder ein paar eingeweichten Backpflaumen in den Tag. Auch Sauerkrautsaft, geschrotete Leinsamen oder Flohsamenschalen (immer mit viel Flüssigkeit!), Bewegung und gründliches Kauen bringen den Darm in Schwung. Im Notfall hole ärztlichen Rat ein.

Nein ist das neue Nice

Viele sagen Ja – aus Harmoniebedürfnis, aus Reflex, aus People Pleasing. Ohne vorher zu checken, ob sie es wirklich wollen. Wenn du anfängst, innezuhalten und dich zu fragen: »Will ich das wirklich oder will ich nur keinen Stress?«, bist du schon im nächsten Level angekommen.

Zeit für ein Nein-Upgrade. Soft, aber klar und respektvoll. Weil dein Akku nicht unendlich ist. Weil ein ehrliches Nein mehr Respekt bringt als ein Ja mit Bauchgrummeln.

»Say no! Weil dein ›Ja‹ sonst nichts mehr wert ist.« Sarah

WOCHENINSPIRATION

01 Mikro-Neins im Alltag

Sag erst mal bei kleinen Dingen Nein: etwa bei Probierhäppchen im Supermarkt, bei der Zusatzkarte beim Onlinekauf, bei kostenlosen Newslettern, bei »Kannst du mal eben …?«

02 Klar & freundlich formulieren

Du musst niemanden vor den Kopf stoßen. Ein »Nein« kann weich und verbindlich sein: Hilfreiche Sätze: »Danke für die Anfrage – ich schaffe es leider nicht«, »Das klingt spannend, passt bei mir aber gerade nicht.«

03 Auf deinen Körper achten

Viele sagen Ja, obwohl der Körper längst protestiert. Achte auf: Bauchgrummeln, angespannte Schultern, das Gefühl von »Ich werd hier überrumpelt«. Beim nächsten inneren »Oh nein …«: Tief durchatmen und bewusst Nein sagen.

04 Mit Verbündeten üben

Fang bei Menschen an, bei denen es nicht gefährlich ist, Nein zu sagen. Freund:innen, bei denen du safe bist. Kolleg:innen, die auch mal »Nein« lernen wollen. Sag doch einfach vorab, dass du übst: »Ich übe gerade, besser auf mich zu achten – kann sein, dass ich heute mal Nein sage.«

05 Umgang mit schlechtem Gewissen

Du sagst Nein und dann kommt der Mindfuck. Aber: Schlechtes Gewissen heißt nicht, dass du was falsch gemacht hast. Es heißt nur: Du verlässt gerade deine alte Komfortzone. Reminder: Du darfst Grenzen haben, behalten und setzen.

06 Feiere dein Nein!

Mach dir bewusst: Jedes Nein ist ein Schritt Richtung Selbstbestimmung. Belohn dich bewusst: beispielsweise mit zehn Minuten Pause oder deinem Lieblingssong.

Dein Aufbau beginnt

Nach dem Fasten startet die nächste Phase: die Aufbautage. Jetzt zählt nicht nur, was du isst – sondern wie. Achtsamkeit, Qualität und dein Körpergefühl sind dein Kompass.

Dein Darm hat keinen Bock auf Speed-Food-Dating

Dein Magen freut sich über kleine Portionen und dein Darm über langsames Kauen. Gönn dir Zeit beim Essen. Wer hastet, überfordert Verdauung und Körpersignale.

Kauen, weil dein Magen keine Zähne hat

Bereits im Mund startet die Verdauung: Enzyme übernehmen die ersten Aufgaben. Gut gekaut heißt: Erleichterung für deinen Magen und Bonuspunkte für dein Wohlbefinden.

Hunger oder nur Appetit?

Nimm den Unterschied zwischen echtem Hunger und Gewohnheits-Appetit wahr. Dein Körper zeigt dir nach dem Fasten sehr gut, wann du satt bist. Höre hin.

Leicht & pflanzlich

Jetzt zählt's: leicht, warm, pflanzlich. Gedünstetes Gemüse, Getreide, Reis, Suppen, die pflanzlich sind und bekömmlich. Nach und nach kannst du dann wieder Milchprodukte und nach den Aufbautagen auch Käse, Ei, Fisch und Fleisch einführen.

Kohlenhydrate: nicht Feind, sondern Fuel

Hafer, Hirse & Co. liefern stabile Energie. Sie fördern die Umstellung deines Stoffwechsels und versorgen dich langsam mit Glukose. So steigt dein Körper sanft aus dem Fastenmodus aus.

Liebes Fett, setz dich kurz noch auf die Bank

Nach dem Fasten ist dein Fettstoffwechsel noch im Ruhemodus. Geh in den ersten Tagen lieber sparsam mit Ölen und Nüssen um. Dein Körper braucht noch ein paar Tage, bis deine Verdauung für Fett bereit ist.

Frisch & hochwertig

Was du jetzt isst, ist Baumaterial für deinen Körper. Verwende frische, möglichst naturbelassene Lebensmittel. Am besten aus biologischem Anbau. Du gibst deinem Körper damit die besten Bausteine für den Neustart.

Was noch nicht geht

Rohkost, Hülsenfrüchte, Frittiertes: Noch ein bisschen viel für die ersten Tage. Taste dich langsam ran und spiel dich ein. Dein Bauch gibt dir Feedback.

Körpergefühl statt starrer Regeln

Fasten macht dich feinfühliger. Nutze das! Beobachte, was dir in deinem Bauch guttut. Jeder Mensch is(s)t anders. Nutze die Aufbautage, um deinen Körper neu kennenzulernen und zu lernen, was dir guttut.

Weniger ist mehr

Dein Magen ist kleiner geworden. Gönn ihm kleine Portionen, gut verteilt. Lieber fünf kleine Mahlzeiten als zwei große, so bleibt dein Energielevel stabil und der Magen kann langsam wieder gedehnt werden.

Reset in Etappen

Nach dem Fasten ist vor dem Aufbau. Jetzt zählt: Menge, Vielfalt und Verträglichkeit langsam steigern. Wer Kalorienangaben braucht: Für eine grobe Richtung: Starte mit ca. 250 kcal zusätzlich am Tag des Fastenbrechens. Danach kannst du die Zufuhr täglich erhöhen.

1. Aufbautag: ca. 800 kcal
2. Tag: ca. 1000 kcal
3. Tag: ca. 1200 kcal
4. Tag: ca. 1600 kcal

Wichtiger als Zahlen ist aber dein Bauchgefühl: Iss langsam, bewusst, bis du angenehm satt bist.

Cheat Sheet: Was und wie essen?

So solltest du in den Aufbautagen essen:

- → **Leicht verdaulich & bekömmlich**
- → **Komplexe Kohlenhydrate (z.B. Hafer, Hirse, Kartoffeln)**
- → **Pflanzlich und ausgewogen**
- → **Frische, möglichst biologische Lebensmittel**

Verzichte anfangs auf schwer Verdauliches wie Rohkost, Hülsenfrüchte, Gebratenes, Frittiertes, Fleisch, Fisch, Wurst, Eier sowie blähende Gemüsesorten wie Kohl. Auch fettreiche Mahlzeiten und stark verarbeitete, nährstoffarme Produkte (Zucker, Weißmehl, Fertigprodukte) solltest du meiden. Dein Verdauungssystem muss sich erst neu einspielen.

Willst du das Fasten verlängern? Möglich, aber nicht leichtfertig. Besonders für Erstfaster:innen empfehle ich: Bleib bei der geplanten Dauer und plane genügend Motivation und Zeit für die Aufbautage ein. Je länger du fastest, desto wichtiger wird ein professionell begleiteter Aufbau.

Was du mitnimmst? Einen sensibleren Geschmack: Du brauchst weniger Zucker und Salz. Einen kleineren Magen. Und die Fähigkeit, Hunger und Appetit besser zu unterscheiden.

Ess-Alltag 2.0

Pflanzlich ist Trumpf

Pflanzenbasierte Ernährung liefert nicht nur Vitamine, sondern auch Ballaststoffe und viele sekundäre Pflanzenstoffe. Je vielfältiger du isst, desto besser ist dein Körper versorgt. 30 verschiedene pflanzliche Lebensmittel pro Woche sind dein Goal.

Eat the rainbow

Bunt und abwechslungsreich essen lohnt sich: Jede Farbe bringt andere Vitalstoffe mit – von Folsäure über Carotinoide bis zu Flavonoiden. Sekundäre Pflanzenstoffe wirken antioxidativ, entzündungshemmend und stärken die Gesundheit.

Gering verarbeitete Lebensmittel

Setze auf Zutaten, die simpel sind: Haferflocken statt Knuspermüsli, Tomaten statt Ketchup. Achte darauf, dass das Lebensmittel möglichst naturbelassen ist und frei von unnötigen Zusätzen.

Fermentierte Lebensmittel

Sauerkraut, Kimchi & Co. liefern gesunde Milchsäurebakterien für deinen Darm und sind ein echter Win für deine Verdauung und dein Immunsystem.

Frischkost – »Wo ist denn das Frische?«

Eine Freundin sagt, sie höre bei jeder Mahlzeit meine Stimme, die nach dem »Frischen« frage, also dem unerhitzten Anteil: Rohkost, Salat, Kräuter. Denn Folsäure & Co. sind hitzeempfindlich. Fresh is queen und macht das Essen nährstoffreicher! Vielleicht sitzt ja bald auch bei dir ein kleines Frische-Engelchen auf der Schulter.

Tierische Produkte reduzieren

Tierische Produkte in Maßen können Teil einer gesunden Ernährung sein. Doch wer den Anteil reduziert, spart gesättigte Fette, entlastet Umwelt sowie Körper und schafft Platz für mehr Pflanzliches.

Sprossen & Microgreens

Klein, aber oho: Sprossen und Microgreens sind echte Nährstoffbomben. Sie enthalten oft mehr sekundäre Pflanzenstoffe als das ausgewachsene Gemüse und lassen sich zudem mit viel Spaß zuhause ziehen.

Smart statt hard.

Es(s)kalation auf dem Teller – verändern ohne verbiegen

Keine Radikalaktion: dein Körper liebt langsame Umstellungen. Diese Schritt-für-Schritt-Anleitung hilft dir, deine Post-Fasten-Ernährung nachhaltig zu verändern. Lieber ein Level sicher verankern, bevor du das nächste startest. Realistisches Tempo = realer Erfolg.

Level 1

Mehr Obst & Gemüse, bitte!

Starte mit einer extra Portion Frische: Baue mehr Obst und Gemüse in deinen Alltag ein: bunt, vielfältig, roh oder gegart. Ein Löffel mehr Obst und Gemüse als sonst zahlt sich langfristig aus.
Beispiel: Ein Apfel mehr pro Tag macht 365 zusätzliche Portionen Obst im Jahr

Level 2

Fett? Ja, aber smart

Reduziere die Fettmenge und achte auf Qualität. Bevorzuge pflanzliche Öle wie Raps- oder Olivenöl und meide gehärtete Fette. Weniger Frittiertes, mehr mehrfach ungesättigte Fettsäuren, das ist besser für Herz und Kreislauf.
Beispiel: Du lässt nur 2 TL Butter pro Tag weniger an dein Essen, macht 5 kg Fett im Jahr weniger.

Level 3

Vollkorn & weniger Zucker

Tausche Weißbrot gegen Vollkorn, helle Pasta gegen die dunkle Version für mehr Ballaststoffe. Zugesetzten Zucker wie in Limo und Süßkram reduzieren, das stabilisiert den Blutzuckerspiegel und hält länger satt. Und: Du sparst Kalorien.
Beispiel: 1 Glas Limo weniger pro Tag spart rund 20 Würfel Zucker – im Jahr über 7 kg!

Level 4

Tierische Produkte runterfahren

Reduziere Fleisch, Fisch und Eier schrittweise. Du musst sie nicht komplett weglassen, aber bewusst einbauen. Qualität statt Quantität: pflanzliche Alternativen schaffen Abwechslung und tun dir und dem Planeten gut.
Beispiel: Ein tierfreier Tag pro Woche spart 52 Portionen Fleisch im Jahr – das entlastet dich und spart rund 100 kg CO_2.

Level 5

Frischkost & Frischkorn feiern

Bring mehr Rohkost auf den Teller! Frischkornbrei, Rohkostsalate oder Sprossen peppen jede Mahlzeit auf. Der Frische-Kick liefert extra Vitamine und lässt sich einfach vorbereiten.
Beispiel: Tauschst du zwei Toast-Frühstücke pro Woche gegen Frischkornbrei, bekommst du im Jahr rund 4 kg mehr Ballaststoffe – das freut nicht nur deinen Darm, sondern hält dich auch länger satt.

Bonus-Tipp

Weniger Hitze – mehr Nährwert

Nicht alles muss durchgegart sein. Garen mit Dampf oder nur leicht anrösten erhält mehr Vitamine.

WOCHEN-CHECK 07

Bewerte die folgenden Bereiche deines Lebens am Ende der Woche. 1 ist dabei das niedrigste und 10 das größte Zufriedenheitsgefühl.

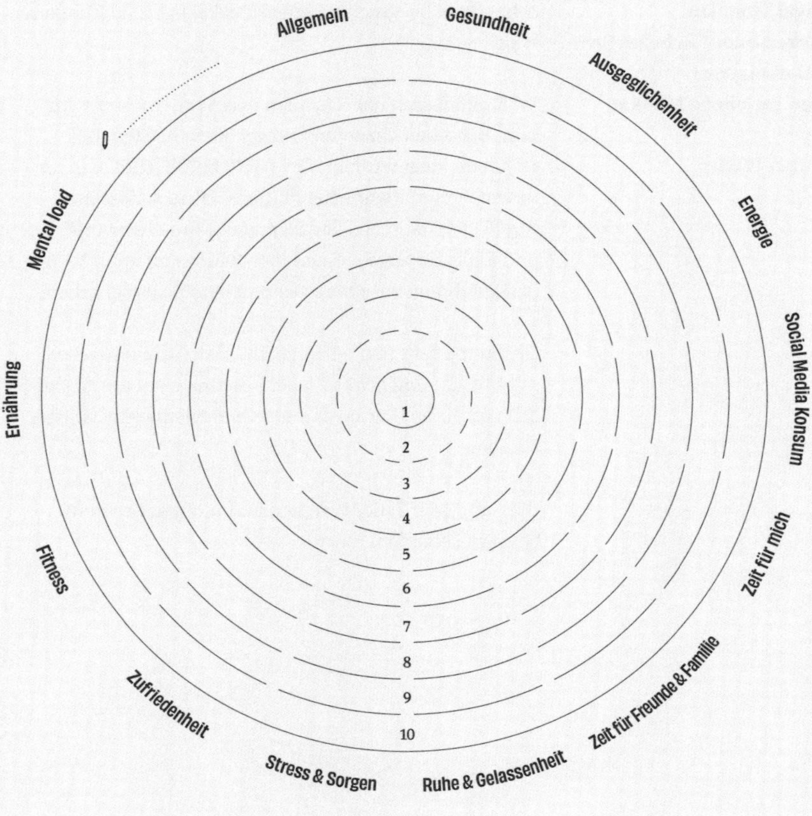

Petersilienwurzel-Cremesuppe mit Croûtons

Für 2 Portionen

300 g Petersilienwurzeln
1 Schalotte
1 Knoblauchzehe
2 EL Olivenöl
400 ml Wasser
¼ TL Salz
3 EL weißer Essig (z. B. Apfelessig)
8 Stängel Thymian
1 Brötchen oder 1 Scheibe Brot
100 g Hafersahne
2 Prisen geriebene Muskatnuss
schwarzer Pfeffer

Die Petersilienwurzeln putzen, schälen und in kleine Stücke schneiden. Schalotte und Knoblauchzehe schälen und fein hacken.

1 EL Olivenöl in einem Topf zerlassen und die Schalotte darin glasig dünsten. Dann die Petersilienwurzelstücke dazugeben und 3–5 Minuten bei mittlerer Hitze unter gelegentlichem Rühren braten. Salz, 400 ml Wasser und den Essig zugeben, einmal aufkochen lassen und anschließend bei geschlossenem Deckel in ca. 30 Minuten weich garen.

Währenddessen den Thymian waschen, trocken schütteln, Blättchen abzupfen und ggf. klein hacken. Das Brötchen klein würfeln. Das restliche Olivenöl in einer beschichteten Pfanne bei mittlerer Hitze zerlassen. Knoblauch darin anschwitzen, dann Brötchenwürfel und Thymian zugeben und in 5–8 Minuten unter Wenden goldbraun anbraten. Dann in eine Schüssel geben.

Die Suppe sehr fein pürieren, die Hafersahne zugeben, mit Muskat und etwas Pfeffer abschmecken und gründlich verrühren. Für noch mehr Cremigkeit etwas Wasser zugeben.

Die Suppe auf Teller verteilen und mit den Croûtons bestreut servieren.

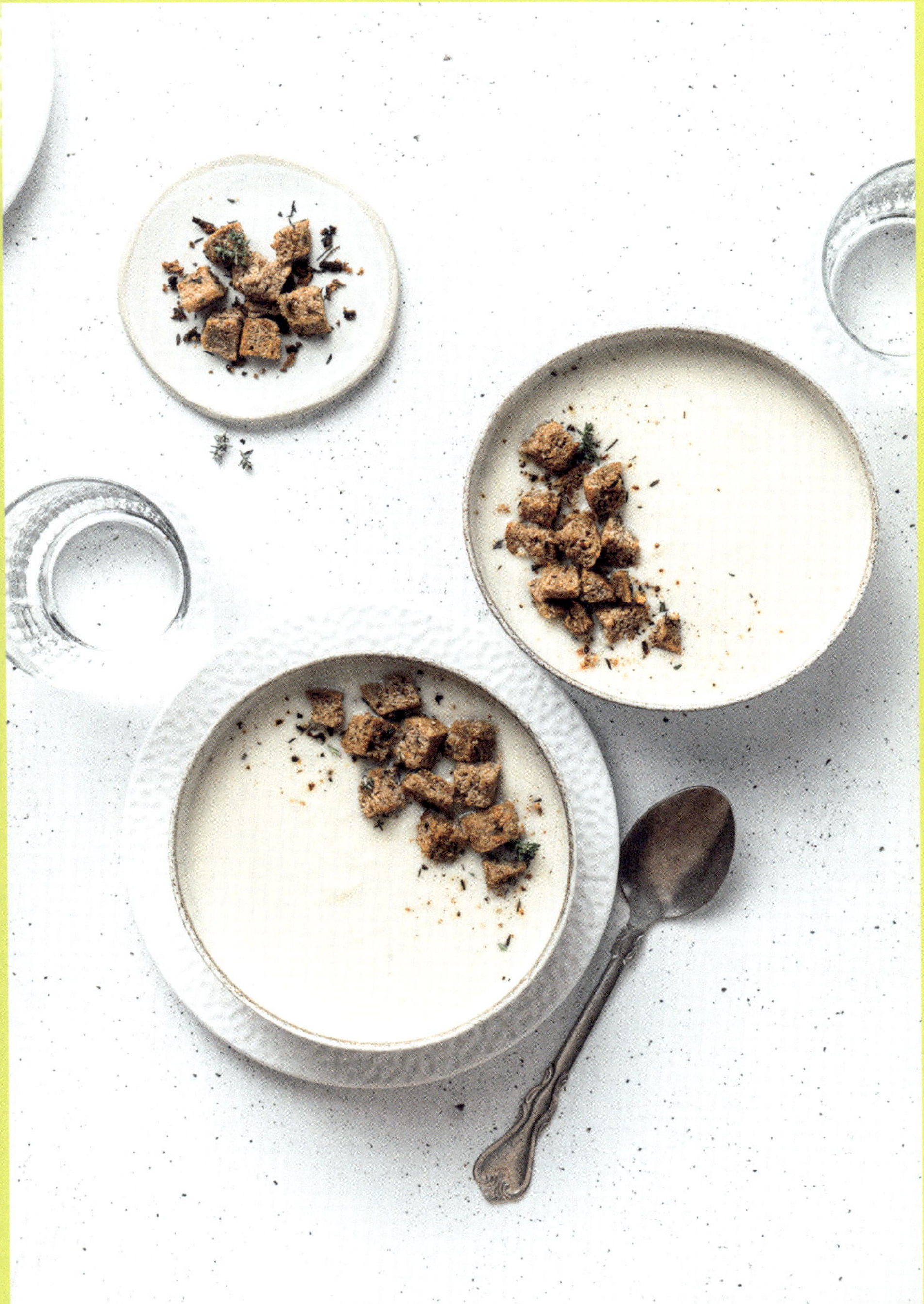

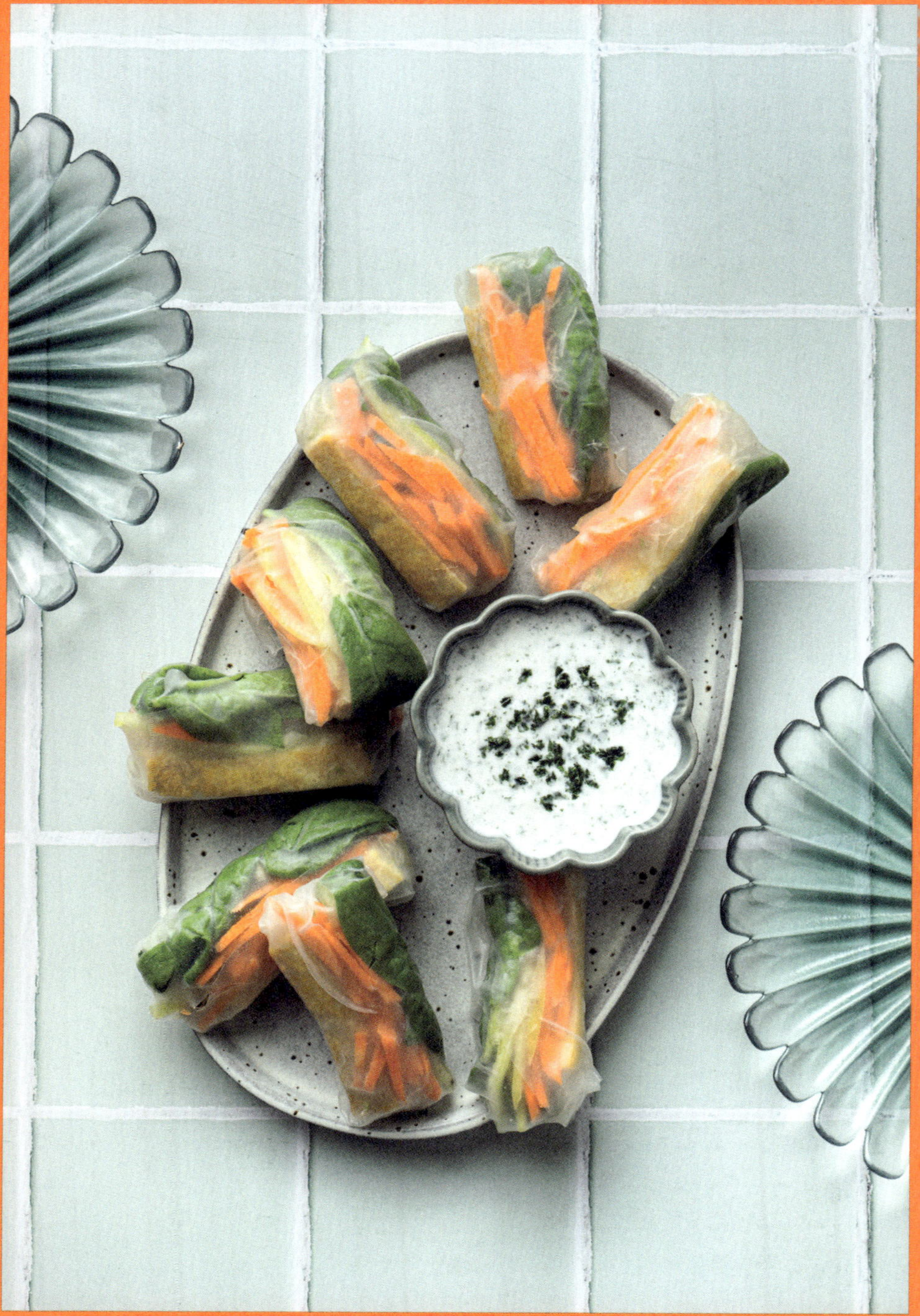

Sommerrollen mit Joghurt-Dip

Für 2 Portionen

200 g Tempeh
1 Knoblauchzehe
2 Karotten
½ Paprika
1 Handvoll Babyspinat
25 g rote Rettichsprossen (alternativ andere Sprossen)
10 g frischer Koriander
½ Bio-Zitrone
125 g Sojajoghurt
¼ TL Salz
3 EL Sojasauce
8 Blätter Reispapier

Den Tempeh mit Küchenpapier gründlich trocken tupfen, dann in 1 cm breite Stifte schneiden. Den Knoblauch schälen und fein hacken. Die Karotten putzen, schräg in feine Scheiben und dann in feine Stifte schneiden. Die Paprika waschen und putzen, dann in feine Streifen schneiden. Babyspinat waschen und trocken schütteln. Sprossen waschen und trocken schütteln.

Für den Dip den Koriander waschen, trocken schütteln, Blättchen abzupfen und fein hacken. Die Zitrone heiß waschen, trocken tupfen, Schale abreiben und Saft auspressen. Mit Joghurt und Salz in eine Schüssel geben und zu einem Dip verrühren.
Die Sojasauce in einer beschichteten Pfanne erhitzen. Den Tempeh darin bei mittlerer Hitze rundherum 10 Minuten garen. Nach 5 Minuten Karotten und Paprika zugeben. In der letzten Minute Knoblauch und Babyspinat zugeben und mitgaren.

Einen flachen tiefen Teller mit warmem Wasser füllen, ein Blatt Reispapier für ca. 30 Sekunden einweichen, dann auf ein Arbeitsbrett ausbreiten. Mittig Gemüse, Tempeh und Sprossen verteilen. Das Reispapier vorsichtig und eng von unten über die Füllung legen, die Seiten rechts und links einschlagen, die Sommerrolle von unten eng aufrollen und auf einen Teller beiseitelegen. Mit den übrigen Reispapierblättern genauso verfahren. Die Sommerrollen in den Dip tauchen und genießen.

Literatur und Quellen

Level 1: Alkohol

https://www.kenn-dein-limit.de/ (20.10.2025)

Level 2: Fleisch

https://www.bzfe.de/klima-und-wandel/essen-im-wandel/pflanzliche-alternativen-zu-fleisch (20.10.2025)
https://www.bzfe.de/essen-und-gesundheit/pflanzliches-im-fokus/genuss-und-vielfalt-auf-dem-teller#teaser (30.10.2025)

Level 3: Zucker

https://www.verbraucherzentrale.de/alles-rund-um-zucker (20.10.2025)

Level 4: Scheinfasten

Cheng CW et al (2014), Prolonged fasting reduces IGF-1/PKA to promote hematopoietic-stem-cell-based regeneration and reverse immunosuppression, 14(6):810-23, DOI: 10.1016/j.stem.2014.04.014 de Cabo R, Mattson MP (2019), Effects of Intermittent Fasting on Health, Aging, and Disease, 381(26):2541-2551, DOI: 10.1056/NEJMra1905136

Longo VD, Panda S (2016), Fasting, Circadian Rhythms, and Time-Restricted Feeding in Healthy Lifespan, 23(6):1048-1059, DOI: 10.1016/j.cmet.2016.06.001

Mizushima N, Komatsu M (2011), Autophagy: renovation of cells and tissues, 147(4):728-41, DOI: 10.1016/j.cell.2011.10.026

Wilhelmi de Toledo F et al (2019), Safety, health improvement and well-being during a 4 to 21-day fasting period in an observational study including 1422 subjects, 14(1):e0209353, DOI: 10.1371/journal.pone.0209353

https://natuerlich.thieme.de/natuerlich-gesund/detail/scheinfasten-essen-und-doch-fasten-3958 (20.10.2025)
https://www.buchinger-wilhelmi.com/ketonkoerper-vorteile-langzeitfasten/ (20.10.2025)
https://www.lmu-klinikum.de/aktuelles/newsmeldungen/einfluss-von-ketogener-diat-auf-das-immunsystem/5e8435e2daf58905 (20.10.2025)

Level 5: Heilfasten

Boschmann M, Michalsen A (2013), Fasting therapy – old and new perspectives, 20(6):410-1, DOI: 10.1159/000357828

Cienfuegos S et al (2022), Effect of Intermittent Fasting on Reproductive Hormone Levels in Females and Males: A Review of Human Trials, 14(11):2343, DOI: 10.3390/nu14112343

Goodpaster BH, Sparks LM (2018), Metabolic flexibility in health and disease, 25(5):1027–1036, DOI: 10.1016/j.cmet.2017.04.015

Greenberg J A, Geliebter A (2012), Coffee, hunger, and peptide YY, 31(3):160-6, DOI: 10.1080/07315724.2012.10720023

Ho KY et al (1988), Fasting enhances growth hormone secretion and amplifies the complex rhythms of growth hormone secretion in man, 81(4):968-75, DOI: 10.1172/JCI113450

Laurens C et al (2021), Is muscle and protein loss relevant in long-term fasting in healthy men? A prospective trial on physiological adaptations, 12(6):1690-1703, DOI: 10.1002/jcsm.12766

Puchalska P, Crawford PA (2017), Multi-dimensional roles of ketone bodies in fuel metabolism, signaling, and therapeutics, 25(2):262-284, DOI: 10.1016/j.cmet.2016.12.022

Sutton EF et al (2017), Early Time-Restricted Feeding Improves Insulin Sensitivity, Blood Pressure, and Oxidative Stress Even without Weight Loss in Men with Prediabetes, 27(6):1212-1221.e3, DOI: 10.1016/j.cmet.2018.04.010

Vandenberghe C et al. (2017), Caffeine intake increases plasma ketones: an acute metabolic study in humans, 95(4):455-458, DOI: 10.1139/cjpp-2016-0338

Wilhelmi de Toledo F et al (2020), Influence of Long-Term Fasting on Blood Redox Status in Humans, 9(6):496, DOI: 10.3390/antiox9060496

Wechselatmung für Anfänger – für Konzentration, Innere Balance und gegen Stress und Kopfschmerzen mit Mady Morrison (11 Minuten) https://youtu.be/6Ct6N1vEWhQ (20.10.2025)

Liebe Leserin, lieber Leser!

Wie lief dein Game?
Hast du dich auf deiner Prio-Liste nach ganz oben gesetzt?
Was war dein Lieblingslevel?

Schreib uns doch gerne auf Instagram oder Facebook und erzähl deinem Freundeskreis und deiner Buchhändlerin davon. Natürlich freuen wir uns auch, wenn du beim Onlinekauf eine nette Bewertung hinterlässt. Willst du noch mehr erfahren? Oder mit den Autoren in Kontakt treten? Dann schreib uns gerne unter: **post@styriabooks.at**

Inspiration, Geschenkideen und gute Geschichten
finden Sie auf **www.styriabooks.at**

/StyriaBuchverlage
#FastenFastenFasten #kneippverlagwien #fastengame #heilfasten

STYRIA
BUCHVERLAGE

in der Verlagsgruppe Styria GmbH & Co KG
Lobkowitzplatz 1, 1010 Wien, Austria
E-Mail: office@styriabooks.at

ISBN 978-3-7088-0878-9

Bücher aus der Verlagsgruppe Styria
gibt es in jeder Buchhandlung und im Onlineshop
www.styriabooks.at

Projektleitung: Ilka Grunenberg
Lektorat: Lothar Reiserer
Cover, Layout und Satz: Simone Jauk, www.simonejauk.com
Rezeptfotografie: Nina Zorčič, www.ninazorcic.si
außer auf den Seiten 22 (© iStock/Getty Images Plus/Olga Buntovskih),
25 (© iStock/Getty Images Plus/arynaVoronova), 109 (© iStock/Getty Images Plus/photokitchen)

Druck und Bindung: Florjancic Tisk d.o.o., Maribor
7 6 5 4 3 2 1
Printed in the EU

Laura Junge studierte Medizinische Ernährungswissenschaft und ist ärztlich geprüfte Fastenleiterin.
Sarah Schocke ist Ökotrophologin, Bestsellerautorin und Ernährungsexpertin.

Für beide ist Fasten ein fester Bestandteil ihres Lebens.

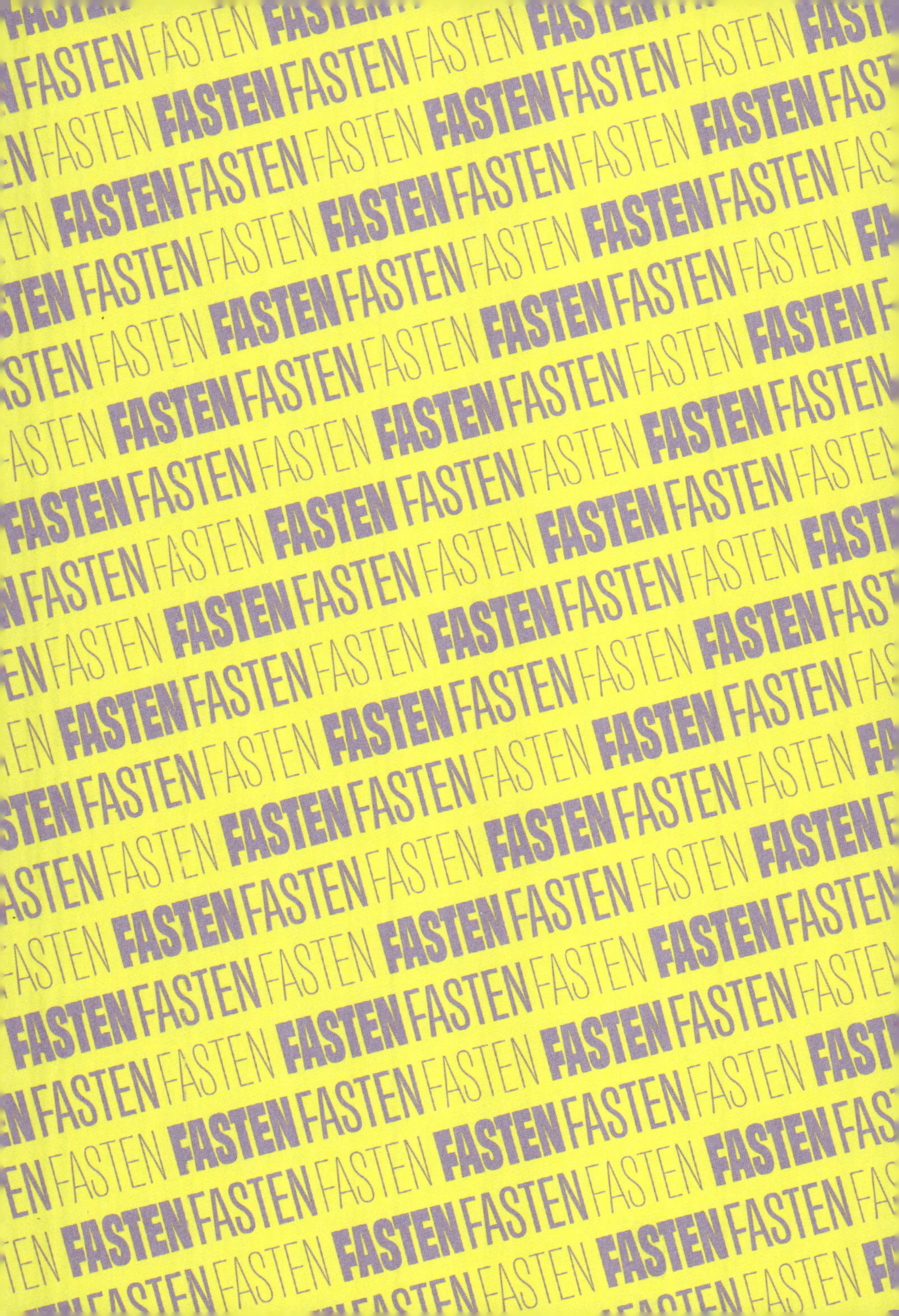
FASTEN